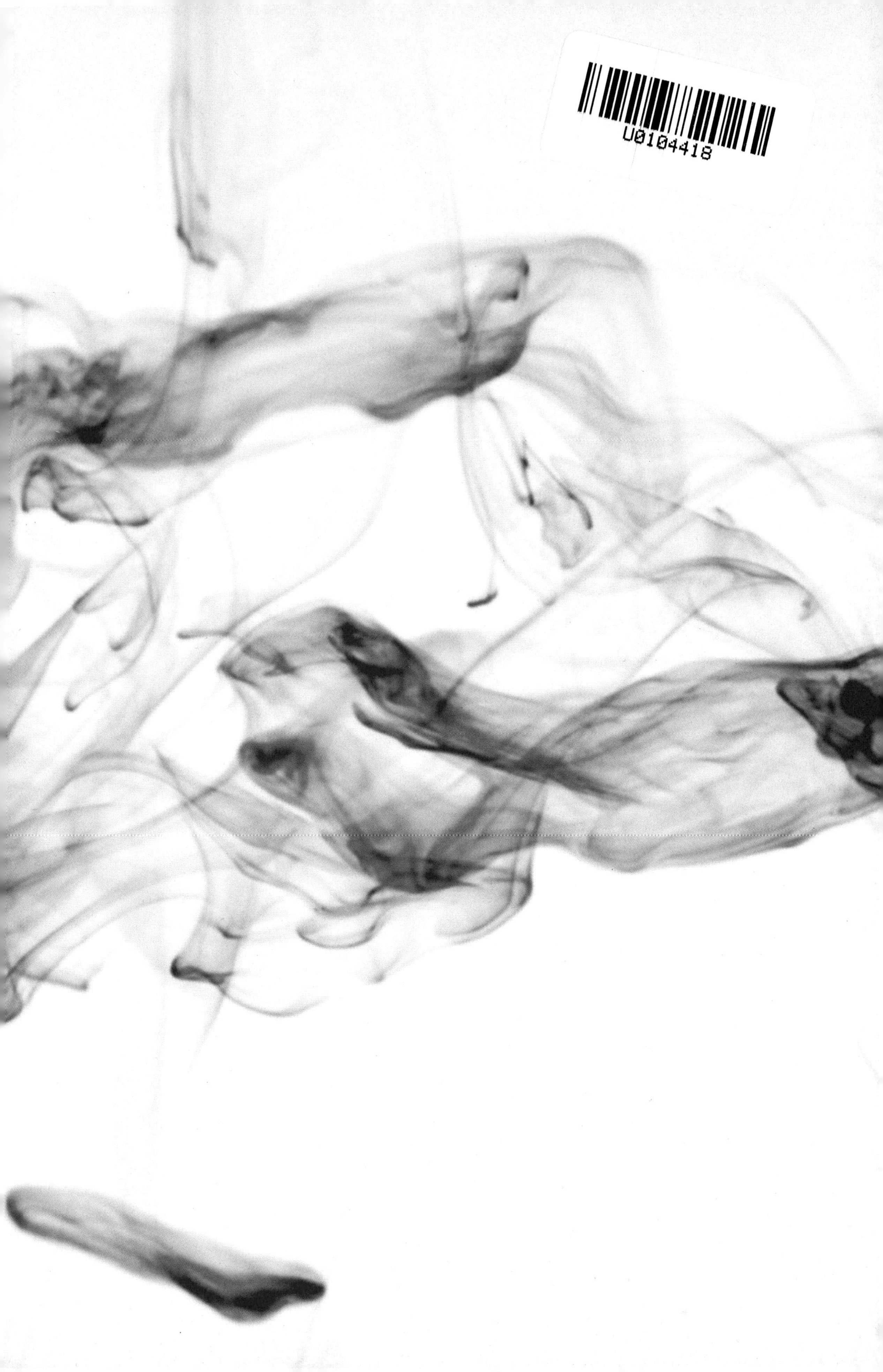

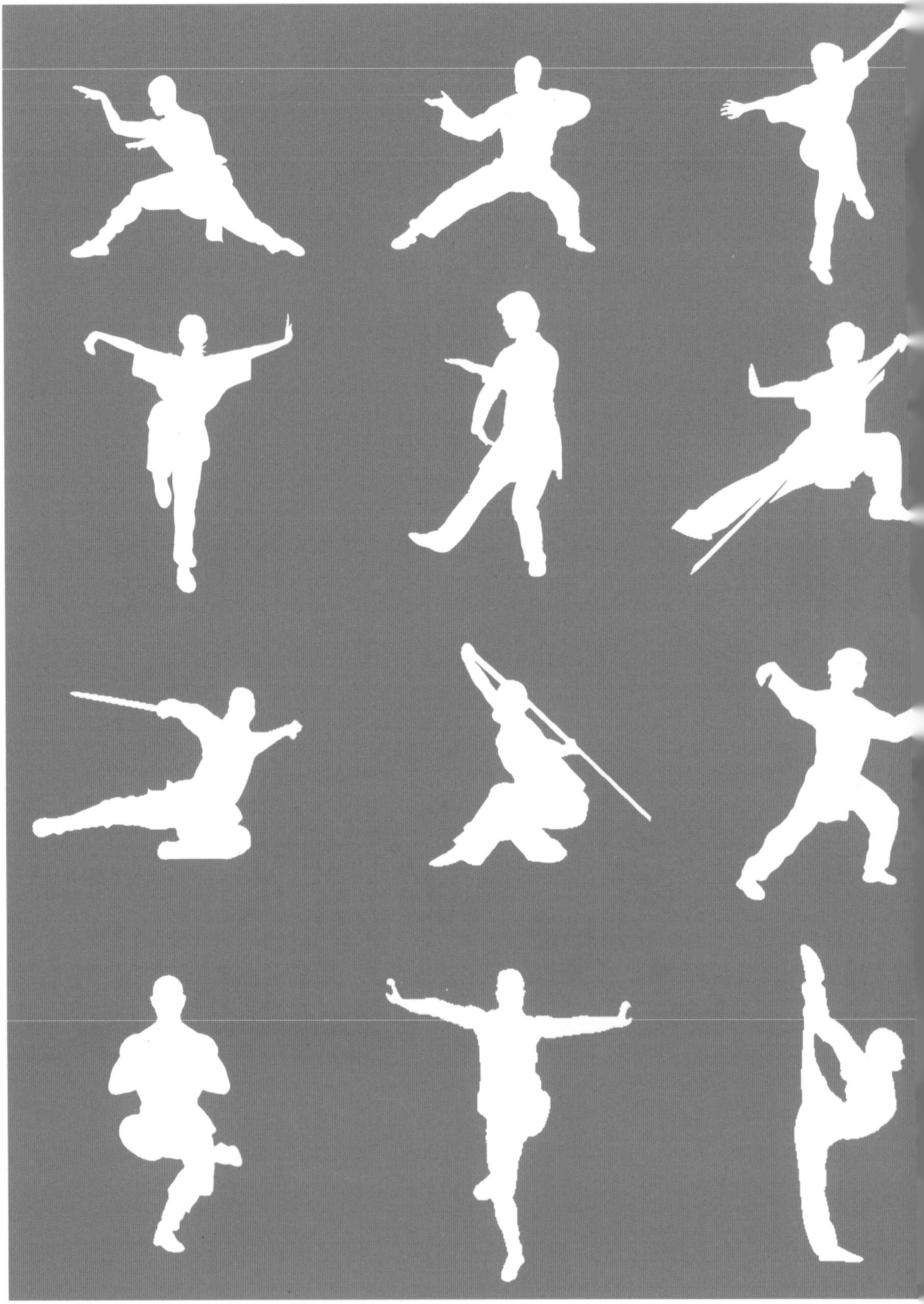

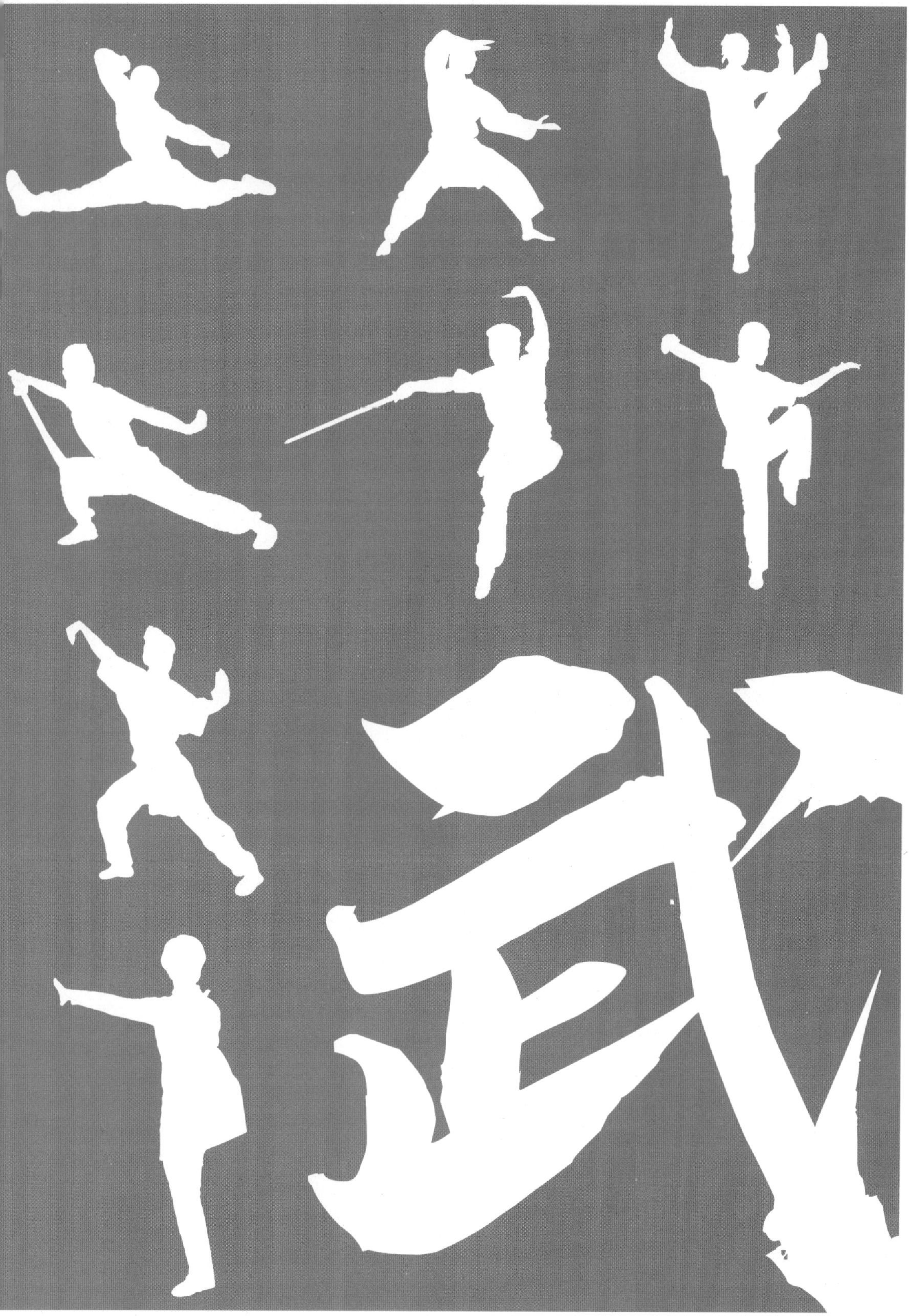
武

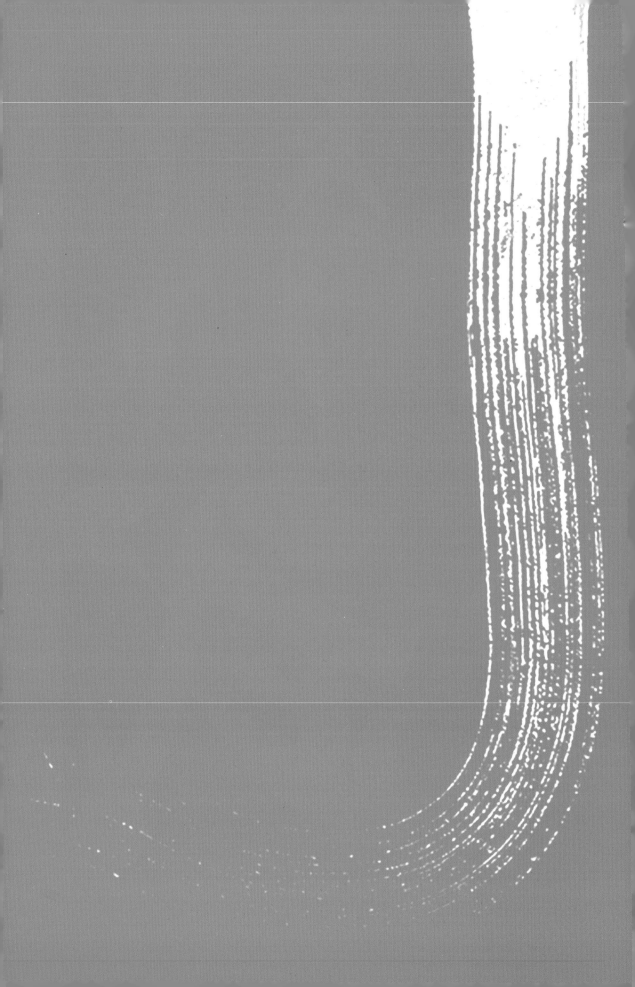

国家出版基金项目
NATIONAL PUBLICATION FOUNDATION

司红玉 主编 / 侯 雯 动作示范

武术中国

六字诀

司红玉　李怀亮 编著

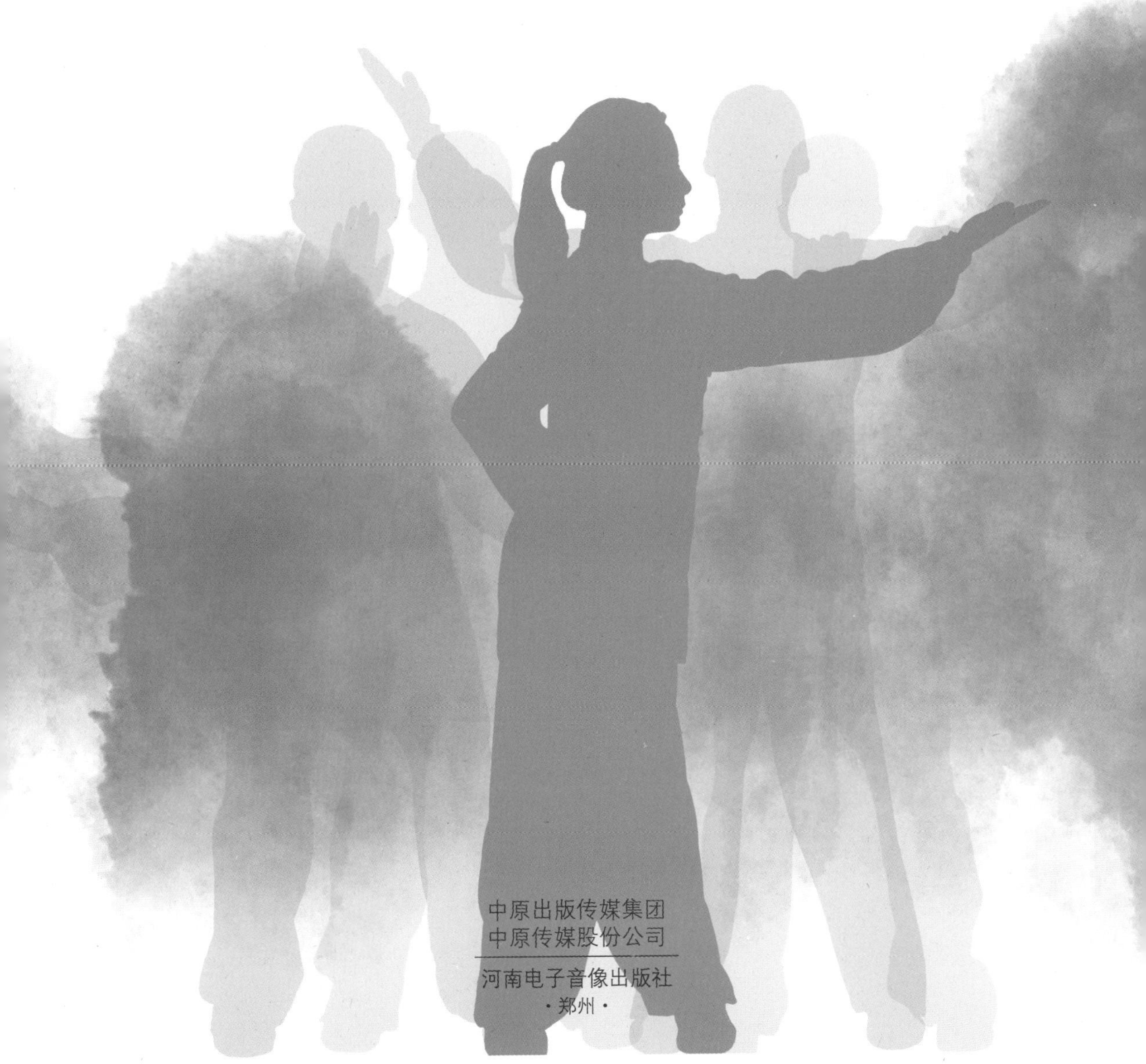

中原出版传媒集团
中原传媒股份公司
河南电子音像出版社
·郑州·

图书在版编目（CIP）数据

六字诀 / 司红玉，李怀亮编著 . —郑州 ：河南电子音像出版社，2021.11

（武术中国）

ISBN 978-7-83009-383-9

Ⅰ . ①六… Ⅱ . ①司… ②李… Ⅲ . ①气功-健身运动-基本知识 Ⅳ . ① R214

中国版本图书馆 CIP 数据核字（2021）第 220350 号

六字诀

司红玉　李怀亮　编著

“武术中国”养生系列编委会

主　　编：司红玉

编　　委：王春阳　李怀亮　韩向阳　常冬萌　王逸桐　张　婧　杜亚星　蔡敬芳　尹宁宁　马凯婷　雷莹莹　张　杨　李清阳子

动作示范：侯　雯

出 版 人：温新豪　　选题策划：郭笑丹

责任编辑：赵丽洁　　责任校对：李晓杰

装帧设计：刘运来工作室　　造型设计：赵雨琪

摄　　像：林伟峰　徐瑞勋　　视频后期：范丽娜　李沃桐　韩小枝

录　　音：胡　辉　王　珅　　美　　工：张　勇　李景云　郭　宾

出版发行：河南电子音像出版社

地　　址：郑州市郑东新区祥盛街 27 号

邮政编码：450016

经　　销：全国新华书店

印　　刷：辉县市伟业印务有限公司

开　　本：787 mm×1092 mm　1/16

印　　张：6 印张

字　　数：89 千字

版　　次：2021 年 11 月第 1 版

印　　次：2021 年 11 月第 1 次印刷

定　　价：42.00 元

总序

吴彬

中国武术研究院专家委员会委员
国家级武术教练
享受国务院政府特殊津贴专家
中国武术九段
国际武术联合会技术委员会原主任
亚洲武术联合会技术委员会主任
中国武术协会副主席
北京武术院院长

文化是民族的血脉，是人民的精神家园。中华文化独一无二的理念、智慧、气度、神韵，增添了中国人民内心深处的自信和自豪。中华武术是中华传统文化中的重要部分，是弘扬中华文明的重要渠道。说起武术，就不能不提河南，少林和太极，那是享誉全球！

党的十八大以来，以习近平同志为核心的党中央高度重视、关心体育工作，将全民健身上升为“健康中国战略”，推动了全民健身和全民健康深度融合。2017 年 8 月在天津举办的第十三届全运会即将开幕之际，习近平总书记在会见全国体育先进单位和先进个人代表等时强调，加快建设体育强国，就要坚持以人民为中心的思想，把人民作为发展体育事业的主体，把满足人民健身需求、促进人的全面发展作为体育工作的出发点和落脚点，落实全民健身国家战略，不断提高人民健康水平。

河南电子音像出版社出版的这套“武术中国”系列图书自立项以来，就以起点高、形式新等诸多优点，受到广泛关注，并于 2016 年入选“十三五”国家重点图书、音像、电子出版物出版规划，2019 年入选国家出版基金项目。

“武术中国”系列图书底蕴深厚、权威性高，又贴近读者，实操性强。它不仅仅挖掘、整理了我国优秀传统武术文化，而且着力突出武术这一传统文化在健身、提高全民素质上的重要意义，引导读者从健康、健身的视角看待和尝试中国传统武术。这套丛书的作者大多是我国武术界的著名老师，如朱天才、梁以全、曾乃梁等。这套丛书还首创了积木式教学、动作加呼吸的高阶健身方式，以及在传统武术中融入中国古典音乐、书法等元素符号，提高了读者阅读兴趣和出版物品位。所谓积木式教学，就是把教学单元分解为每一个动作对应一个视频，比如陈氏太极拳老架一路有 74 个动作，积木式教学就是把教学分解为 74 个教学单元，读者掌握单个动作后可自主进行套路学习。书中每个教学动作之后附有二维码，读者通过手机扫描二维码可随时在线观看视频。这种方式的教学降低了读者的学习门槛，提升了他们的学习兴趣。

希望这套丛书的出版，能使广大读者深入了解、喜爱我们的民族瑰宝，开启新时代健康精彩的人生！

吴彬

前言

健身气功是中华民族的文化瑰宝，具有悠久的历史和深厚的文化底蕴。在历史上，其作为民族传统体育项目，主要以一种独特的身心锻炼方法，即自身形体活动、呼吸吐纳、心理调节相结合的运动形式，使身心处于和谐状态。“流水不腐，户枢不蠹，动也。形气亦然。形不动则精不流，精不流则气郁。”中国古人非常重视运动养生。运动养生在养生学中占据着重要的地位，因运动形式的不同，会有不同的称谓，比如导引术、吐纳、行气、气功等。2001年，国家体育总局健身气功管理中心遵循“取其精华，去其糟粕”的创编原则，按照“讲科学，倡主流，抓管理”的工作总体思路，组织体育、医学等方面的相关专家，在挖掘整理优秀传统气功功法的基础上，按照科研课题的方式，先后创编了11套健身气功新功法。

2016年10月，中共中央、国务院印发了我国首次于国家层面提出的健康领域中长期战略规划——《“健康中国2030”规划纲要》（以下简称《纲要》）。《纲要》指出，要发挥全民科学健身在健康促进、慢性病预防和康复等方面的积极作用。新时代群众对美好生活、科学健身愈加追求和需要，对学练健身气功的兴趣与日俱增。健身气功已成为深受广大群众喜爱和推崇的时尚健身运动。

为满足广大健身气功习练者的迫切需求，2019 年 7 月，我们开始启动健身气功图书的编撰工作。这次选取的 9 种新功法，在图书编写内容上与国家体育总局健身气功管理中心主编的内容有所不同。每本书共分三章：第一章是健身气功概述，第二章是具体新功法，第三章是新功法技术。每章内容的编排以方便习练者阅读、学练为宜，不仅适宜于健身气功初学者，而且对有一定基础的学练者也会有显著的增益和提高。

目前，健身气功成为广大群众强身健体、增强体质的一项养生选择。为了更好地继承和发扬优秀传统养生文化，推动健身气功的持续良性发展，我们推出了“武术中国”健身养生系列图书，希冀能为健身气功的推广、普及提供理论支撑和技术保障。由于编撰者的能力及水平有限，书中难免有纰漏与不足之处，敬请各位专家、学者、读者给予斧正。

河南电子音像出版社长期致力于武术文化的宣传和推广，出版了大量武术精品，以“中国民间武术经典”为代表，其在海内外发行之后，深受广大武术界朋友的欢迎和好评。此次“武术中国”系列出版工程，以中国博大精深的武术文化为核心内容，邀请诸多武术名家从少林武术、太极拳以及其他拳种的历史演变、风格特点、文化特点、养生健体功效、传世歌诀、套路概述、拳术套路、器械套路等方面详细阐述，以此普及传统武术套路，抢救挖掘稀有武术拳种。

“武术中国”系列于 2016 年入选“十三五”国家重点图书、音像、电子出版物出版规划，2019 年获得国家出版基金资助。这套丛书的出版发行，将有力地促进中国武术文化的发展和繁荣，对传播、推广、弘扬中华民族优秀武术文化，起到巨大的助力作用。

需要指出的是，本套书中详注的图片分解动作是针对入门者而言的基本动作，而视频演练者都是精熟于这些动作的武术行家，他们演练动作快速连贯、行云流水，从而有个别动作在幅度、速度等方面与书中静止的图片分解动作或存在些许出入。初练者在长期反复练习后，也能做到熟能生巧、灵活运用。

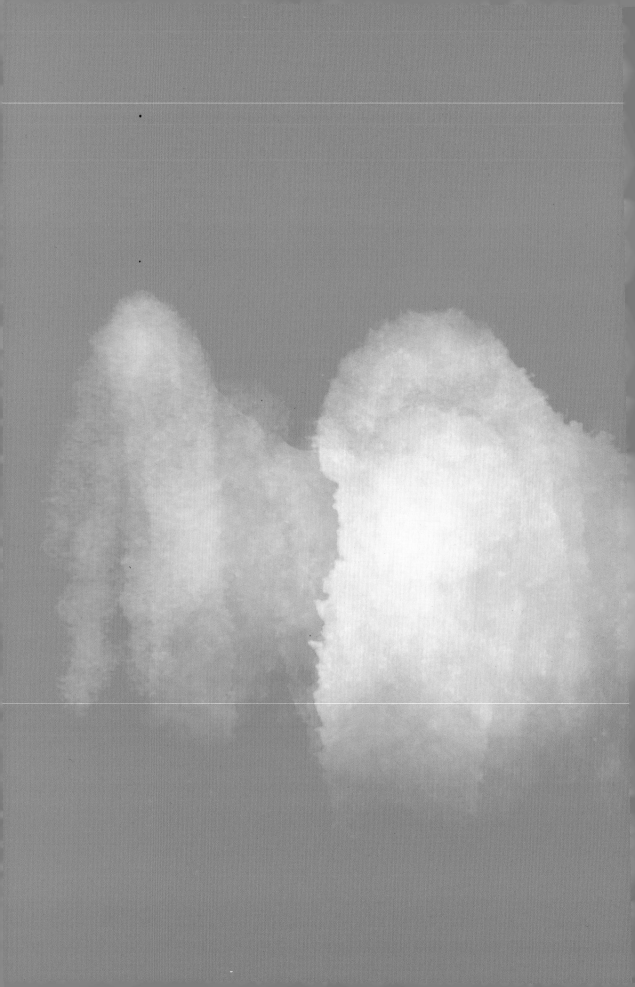

目录

六字诀

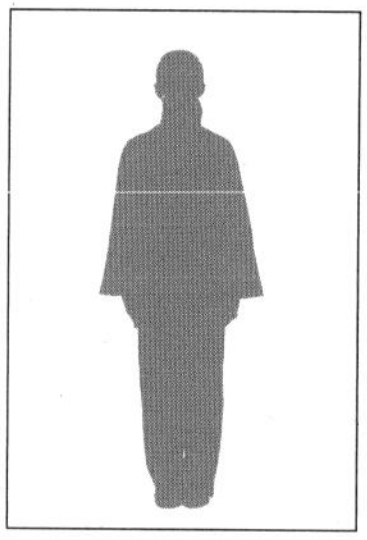

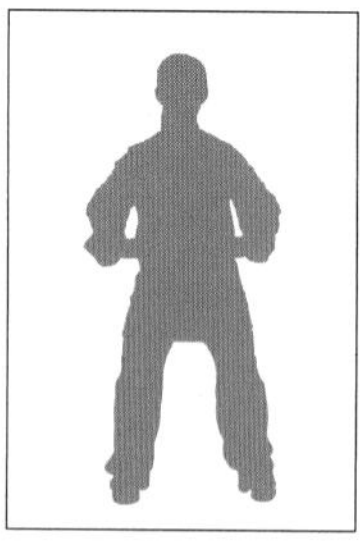

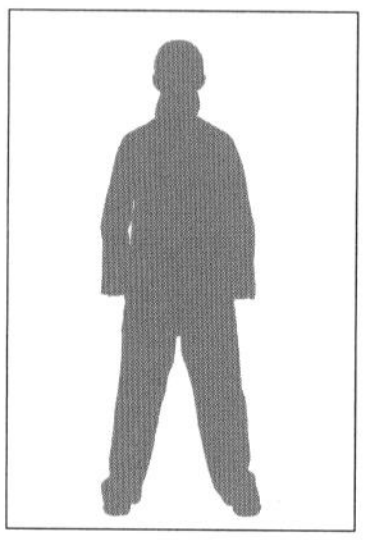

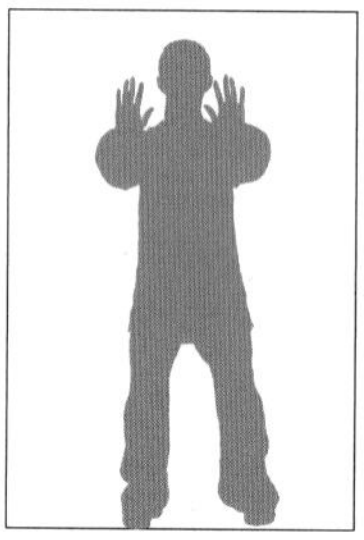

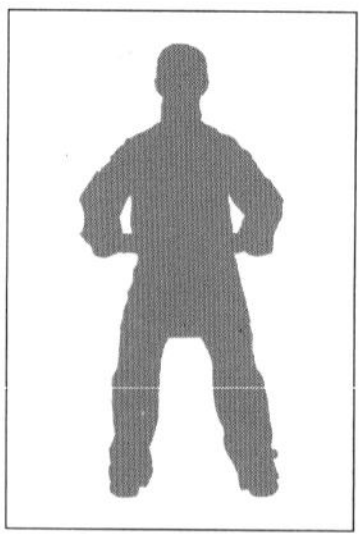

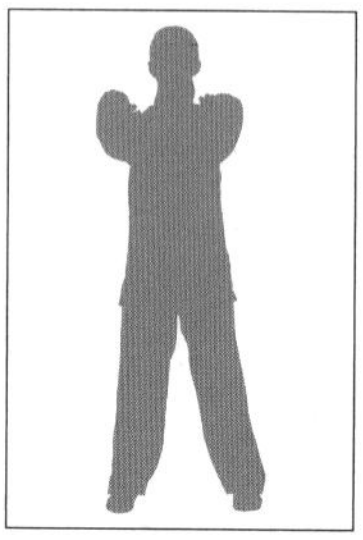

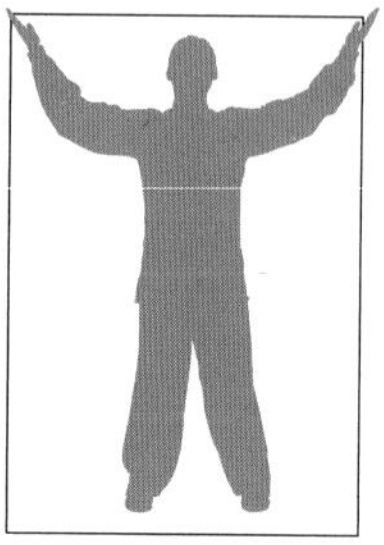

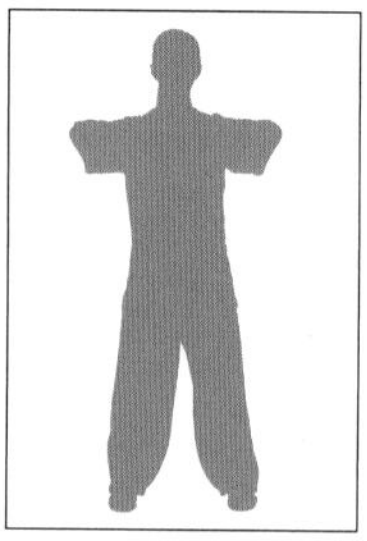

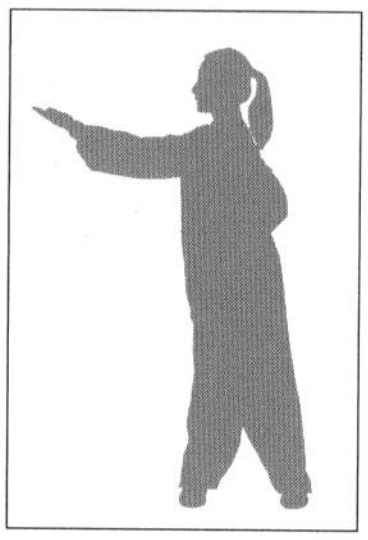

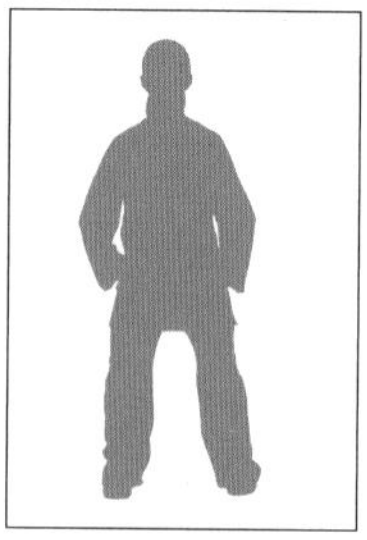

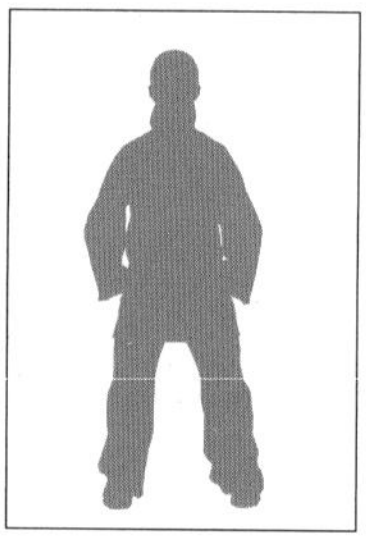

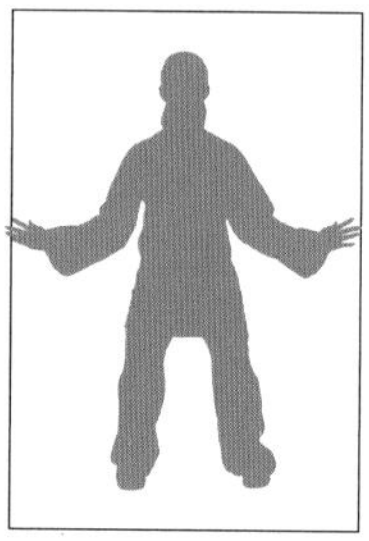

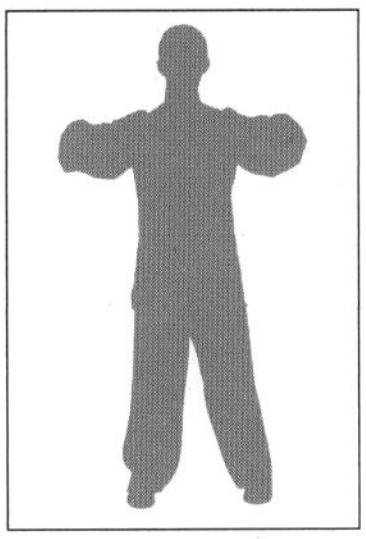

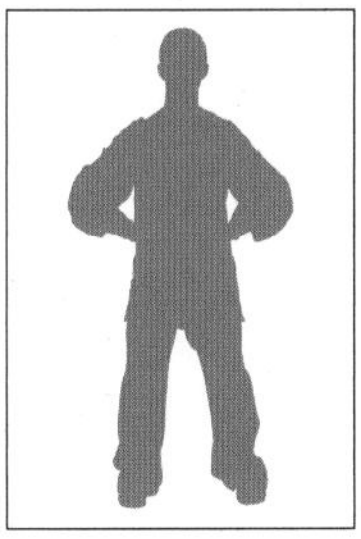

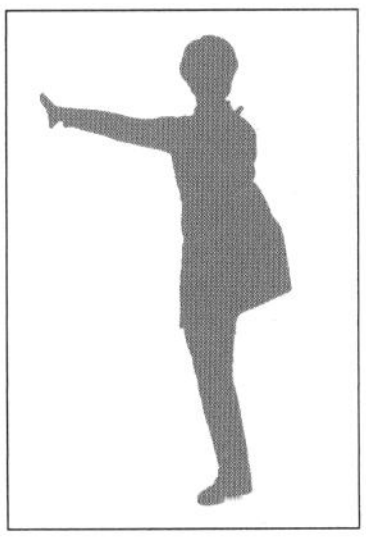

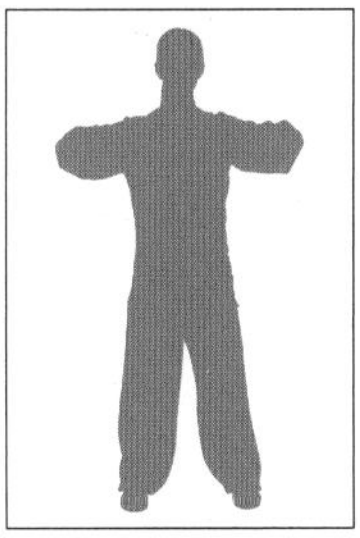

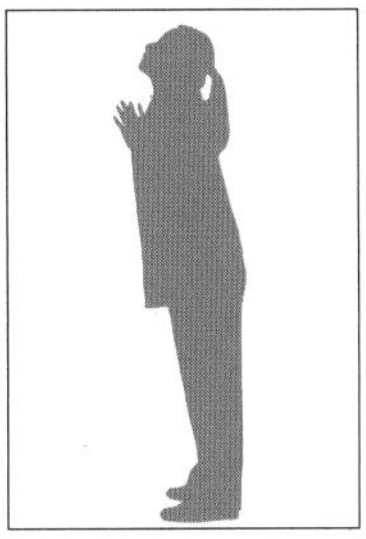

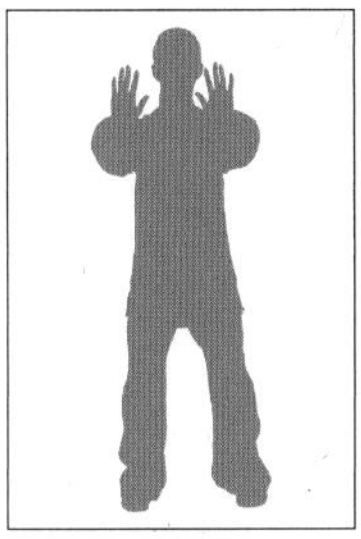

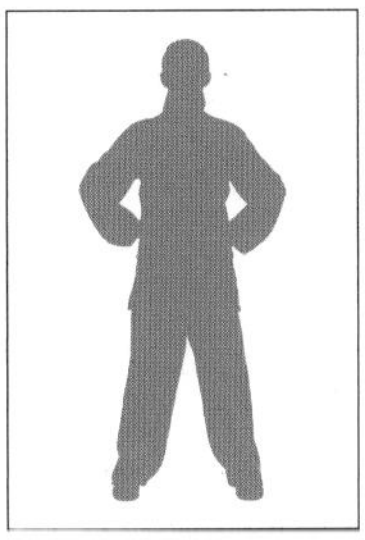

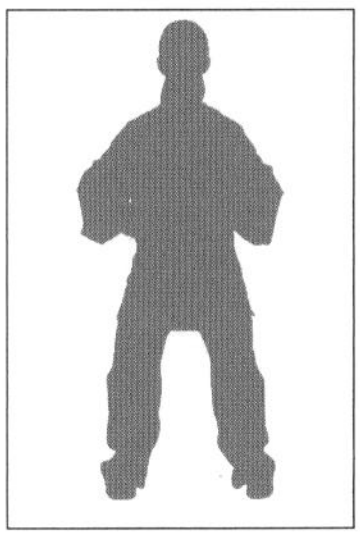

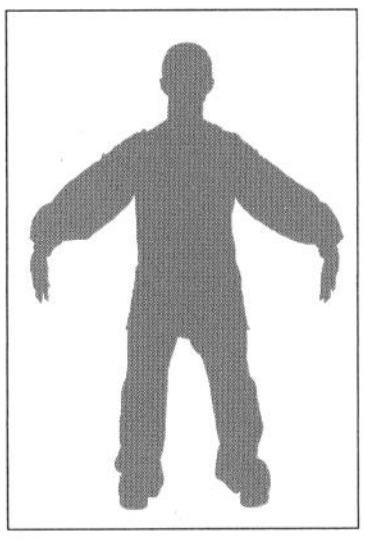

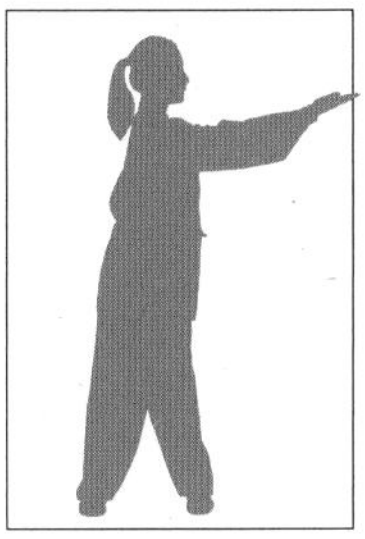

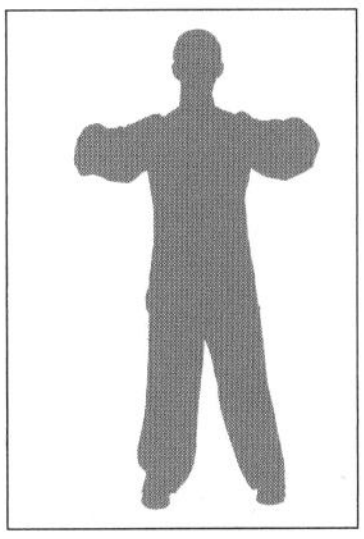

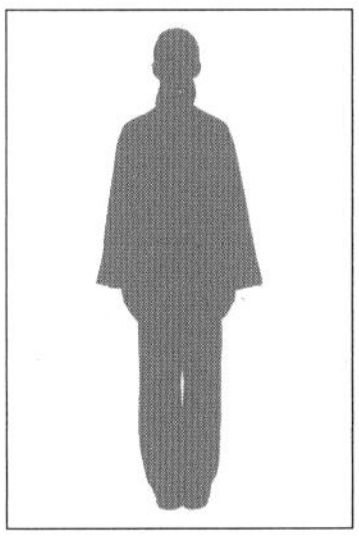

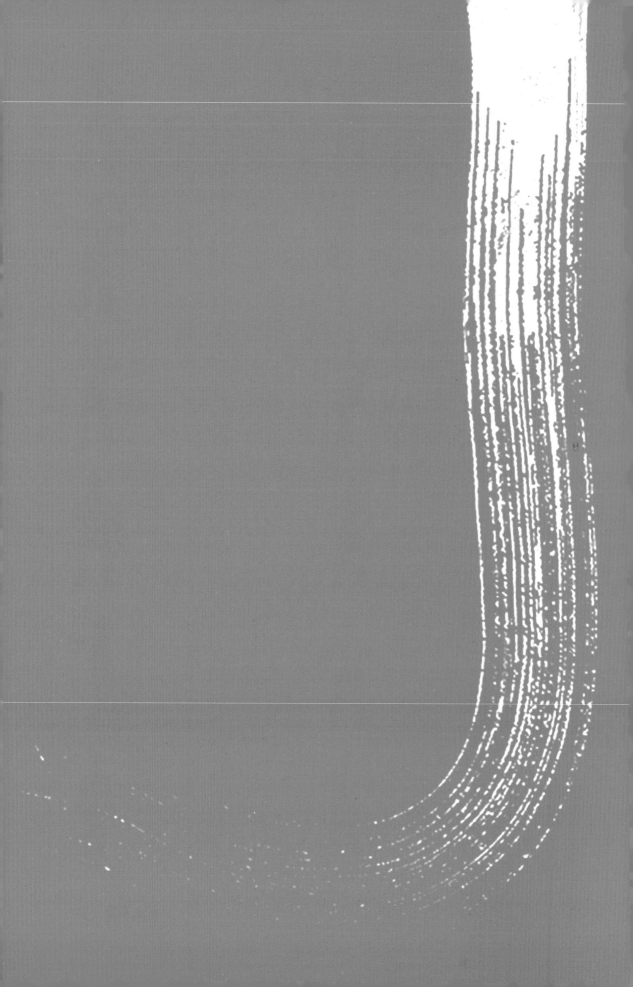

健身气功的起源与发展　健身气功的特点　推广健身气功的意义

健身气功强调调身、调息、调心合一。

第一章 健身气功概述

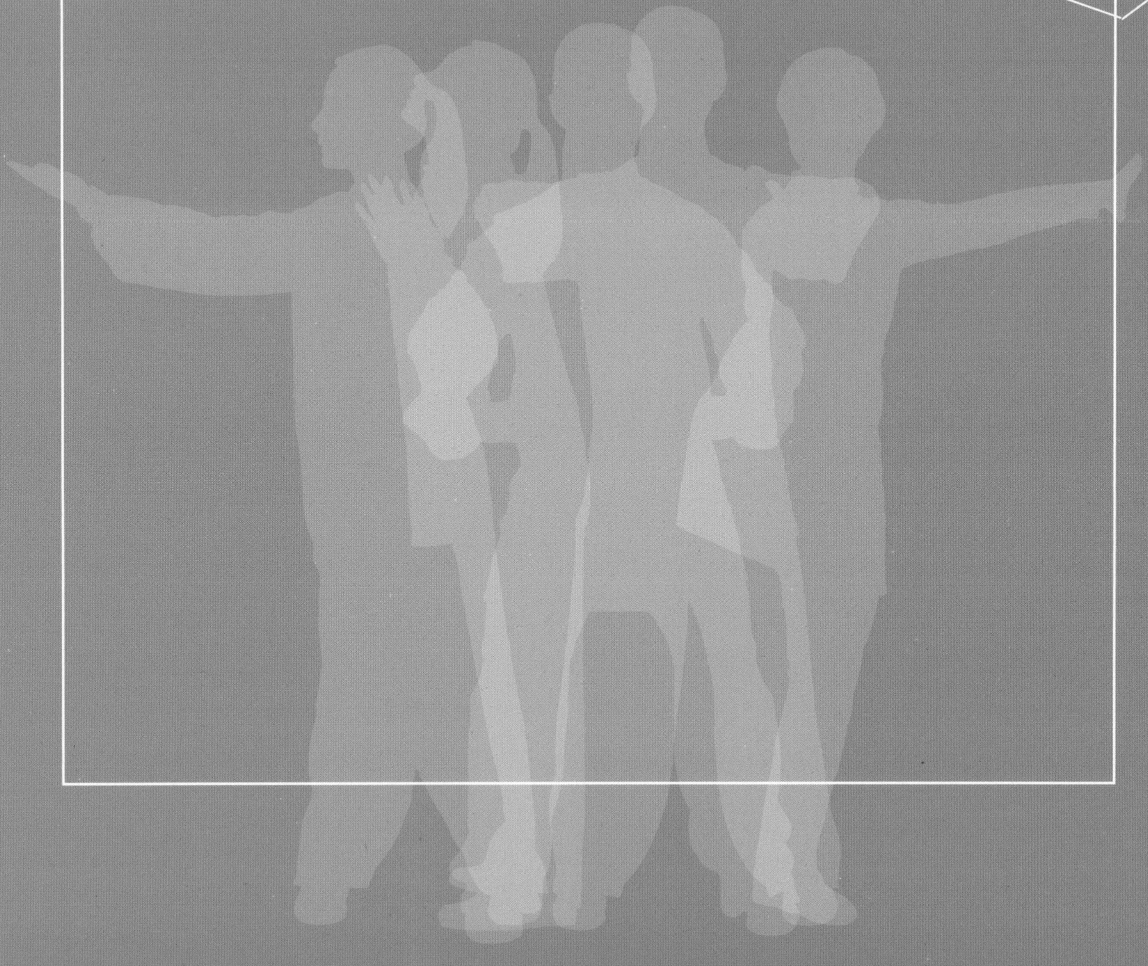

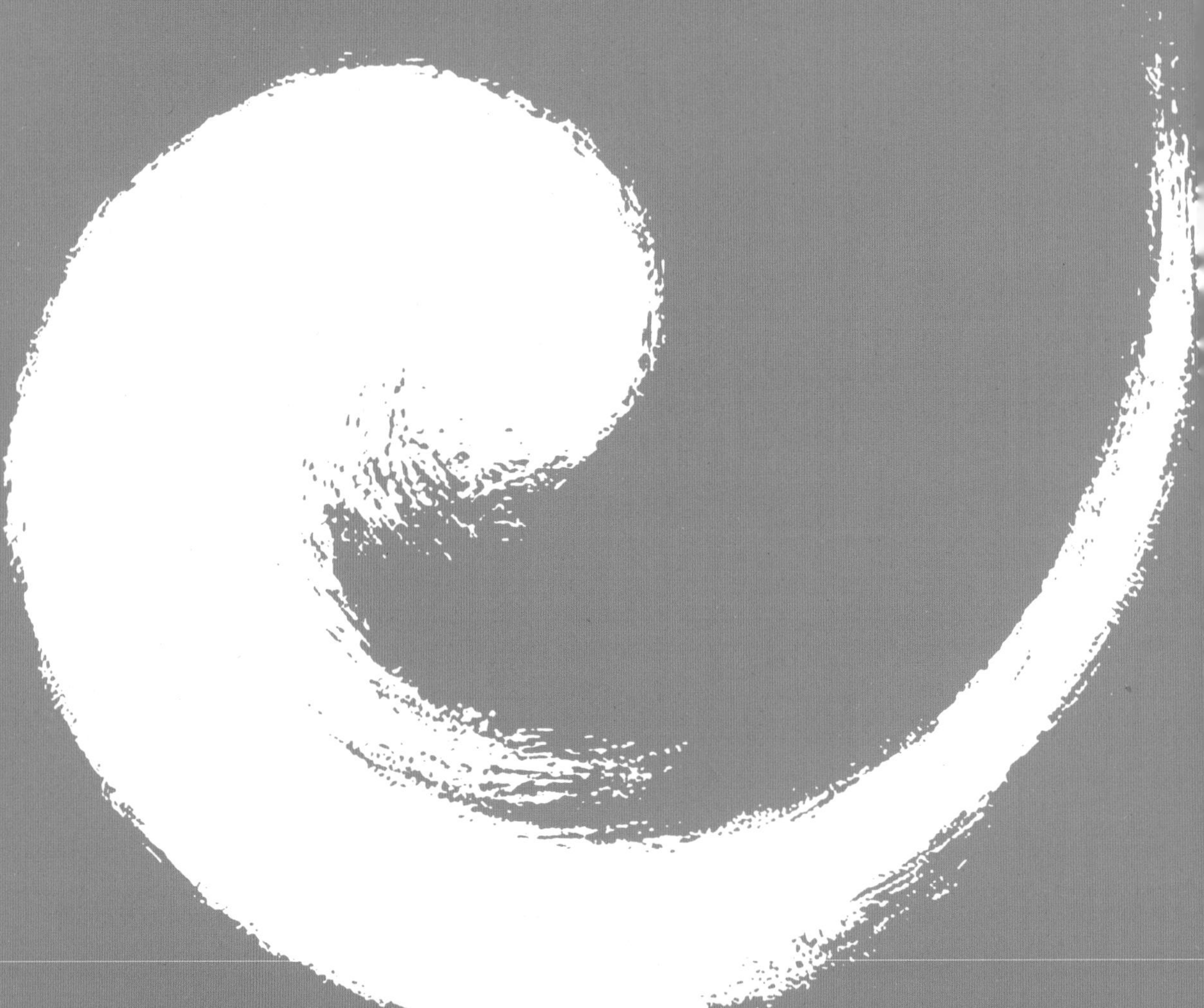

第一节　中国人的健康观

健康从古至今都是备受人们关注的话题，随着科学的发展、社会的进步，大家对健康内涵的认知也随之得到了极大的提升。

一、关于健康观

1. 原始健康观

原始社会，刀耕火种，囿于认知局限，古人没有厘清健康与生命的区别，认为健康就是生命，活着就是健康，健康就是活着，“长寿”和“无疾”就是当时人们的健康观。为了追求长寿和无疾，且出于对自然灾难的恐惧，一方面先人们求仙访道，企图通过神灵膜拜和祈福祝祷实现消灾祛病的愿望；另一方面在自我康复经验的基础上积极探索，基于饮食、情志、房劳、避病、运动等方面提炼出养生方法，诸如“食饮有节，起居有常，不妄作劳，适时进补，虚邪贼风，避之有时……精神内守，病安从来”“春三月，此谓发陈，天地俱生，万物以荣，夜卧早起，广步于庭，被发缓形”等，形成了传统中医的雏形，为中华传统中医药文化和养生学说奠定了基础。

2. 传统健康观

中国传统的健康观念根植于中华民族文化，呈现出多元化的特点。各家养生理论与养生实践或兴起，或继承，或延续，皆与其养生文化或其哲学思想一脉相承。中国传统的健康观念、养生理念汲取了儒、道、释等众家学说的文化精粹，在兼蓄三家、彼此独立又极具内涵特色的健康观的基础上，与人体机能进行有机联系，将疾病的产生、发展与养生、防病紧密地结合在一起。

（1）儒家健康观。

以孔子、孟子两位先贤为代表人物的儒家学派，主张饮食健康、心性修养、道德修身三者相统一的健康观，希冀通过合理的生活方式和精神修为来实现延年益寿。

在饮食方面，儒家认为饮食有节、餐时神注、长幼异食、食饮精良是减少疾病发生、增进健康的重要措施。在《论语·乡党》中有“食不厌精，脍不厌细”的论述，并提及关于食物的形、色、味、时、料等各种不食禁忌。

在心性修为方面，儒家奉行中庸、和谐、仁爱的思想，主张世人心性要不断完善，品行要持续修为。“中庸”讲究不偏不倚、平常适度。“天人合一”指人与自然、与社会、与他人要和谐相处，在各种交互关系中寻求“中和之美”，是一种高境界的和谐观。《孟子·尽心上》中提到“尽其心者，知其性也。知其性，则知天矣”，主张把人类精神世界放于天地、万物乃至宇宙中去体悟、扩充、锻铸，使人类心灵在更宏大的背景中得以开放和旷达。这正是儒家精神追求的气魄和格局。

在道德修身方面，孔子有“大德必寿”“仁者无忧”“仁者寿”的观点，意指凡注重自我人格的完善，加强德行修养，胸怀坦荡、仁慈谦让、精神爽朗、光明磊落的人，都能健康长寿。孔子言论中也有与上述正面要义相反的阐述，如“小人长戚戚”，指道德修养不高，易斤斤计较、患得患失的人，若长期处于这种焦虑、紧张、不安的状态中，内心的平衡易被打破，容易导致神经系统和内分泌系统失调，使自身免疫力下降。孟子主张“得志，泽加于民；不得志，修身见于世。穷则独善其身，达则兼善天下”，以此劝慰人们既要积极进取，有所作为，又要洁身自好，尽力保持人格独立和心理平衡，以达到健康状态。儒家养生强调道德伦理的规范，推崇以德养生，这与现代健康观强调的道德健康有着异曲同工之妙。

（2）道家健康观。

以老子、庄子为代表人物的道家，主张天地万物应顺应自然发展的规律，维系人体体内、体外的阴阳平衡，清静无为、形神兼养的自然养生健康观。

阴阳平衡是生命活力的根本。阴阳平衡，则人健康，有精气神；阴阳失衡，则人就会患病、早衰，甚至死亡。所以道家养生的宗旨是维系生命的阴阳平衡。中国古代哲学经典巨著《易经》告诉我们，阴阳运动是万事万物的运动规律。生命阴阳平衡的含义是脏腑平衡、寒热平衡及气血平衡，其总则是阴阳协调，实质是阳气（功能）与阴精（血、津液等）的平衡，也就是人体各种功能与外在环境的协调。《黄帝内经·素问·生气通天论》中记载：“阴平阳秘，精神乃治；阴阳离决，精气乃绝。”“阴平阳秘”即指阴阳平衡，强调机体及其内外环境的相互平衡与协调，方能保持身体的整体健康。

道家对个体心性的修养也极为重视。《庄子·内篇·养生主》讲“安时而处顺，哀乐不能入也，古者谓是帝之县解”，明确提出人体健康要顺应自然，保持良好情绪，切忌过分激动、大悲大喜等激烈的情绪波动。

在个体与社会的关系方面，道家主张“生道合一”，即凡热爱自己生命，并泛爱万物生命的人，可与大“道”相通，能“死而不亡”，使生命具有不朽的价值。道家的养生理论是：人不是独立的个体存在，而是存在于相互依存、相互制约的宇宙大系统中；个体生命的健康与周围的环境，包括自然环境和社会环境，是息息相关的，且注重整体的协调性。这些论述与现代健康观所要求的良好社会适应性内涵相似度颇高。

在个体道德修养方面，道家注重“性命双修”，即修性、修命同等重要，“性功”贯穿“命功”，所谓“修得一分性，保得一分命”，因此，修炼离不开内在的心性和道德的修养。《抱朴子·内篇·对俗》中有“欲求仙者，要当以忠孝、和顺、仁信为本。若德行不修，而但务求玄道，无益也”。道家认为，要想“与道合真”，必须修德，多做合乎道德之事，不让世俗的喜怒哀乐扰乱自己的恬淡心境，从而保持自己的自然天性。通过这种精神状态的修炼，不求于“道”，而“道”自归之，无为而自得。“药王”孙思邈在《千金要方·养性》（《千金要方》原名《备急千金要方》）中也说：“夫养性者，欲所习以成性，性自为善，不习无不利也。性既自善，内外百病自然不生，祸乱灾害亦无由作，此养性之大经也。”同时还指出：“德行不充，纵服玉液金丹未能延寿。”这些都是强调道德修养对人体健康的重要影响。

（3）释家健康观。

以释迦牟尼为宗的释家学派奉行的健康观，主张遵循佛教的行为规范，约束修行者的所做、所言、所想。通过释家特有的修行方式“禅定”或“禅修”，修身养性，克服外界六尘（色、声、香、味、触、法）的诱惑和内心七情六欲的困扰，精神得以专注、安详，并因“禅定”使人产生智慧，排除人内心产生的种种烦恼和颠倒妄想，解除人的“心病”，从而达成释家所认为的修行健康。

佛教认为，人的身体由地、水、火、风四大要素构成，如若“四大”不调，便会产生种种疾病，加上生命无常，必然带来生老病死的痛苦。因此，佛教反对对身体过分的照顾，认为应将更多的时间和精力用于学佛悟道，以自利利他，广度众生。另外，佛教认为“人身难得”，应倍加珍惜。若病痛缠身，则无法安心修悟，所以学佛之人应“借假修真”，应具有健康的体魄。

佛教不仅重视自我保健，还鼓励主动关心他人疾苦。大乘佛教秉持“慈悲济世”的思想，有专究医药的医方明。在藏传寺院中还设有专门的藏医学院，探究藏医学的发展。在汉传佛教历史中，僧人长寿者甚多，不少高僧熟谙医术，悬壶济世，为世人所称道。

在个体与社会的关系方面，释家学派教导人们通过对心灵的净化，达到人与天地万物的和谐，即人与人、人与自然、人与社会的和谐依存。

在个人道德修养方面，释家主张为善去恶，以慈悲立心，通过抑制内心的恶，扩充内心的善，以期形成良好的善心状态，从而达到心灵的宁静与和谐。“五戒”是佛教徒必须遵守的基本戒律，即“不杀生，不偷盗，不邪淫，不妄语，不饮酒”，是释家“因戒生定，因定发慧”“断诸恶法，修诸善法”的基本持守，强调了品行修养对个体生命的精神意义。

除上述三家健康观外，对于人类健康的研究，我们不能不提及中医家健康观。

（4）中医家健康观。

中医家健康观注重人体健康的整体性和系统性，主要有预防观、整体观、平衡及辩证观，目的在于未病先防，未老先养，天人相应，形神兼备，调整阴阳，补偏救弊，动静有常，和谐适度。

中医家健康观讲究动态平衡、阴阳平衡，认为阴阳者，天地之道也，万物之纲纪，变化之父母，故“夫四时阴阳者，万物之根本也”。哲学上的阴阳学说用来解释世界，养生学上的阴阳学说用来解释人体，认为人体“内有阴阳，外亦有阴阳。在内者，五藏为阴，府为阳；在外者，筋骨为阴，皮肤为阳”。对于养生，《黄帝内经》认为，必须“审其阴阳，以别柔刚；阳病阴治，阴病阳治”。人体是一个处于动态平衡的有机整体，在阴阳方面表现为互根互化、消长平衡，在脏腑之间表现为相生相克、相互制约，在人与外界的关系方面表现为天人相应，等等。中医家深受中国传统文化中“天人相应”整体观的影响，认为人体顺应自然界的变化，尤其是顺应四季气候的变化，也是健康的关键所在，由此则发展出“四时五藏阴阳”等脏象理论。

中医家认为人体是形神相依、心身相关的统一体，形与神相互依附，不可分割。形为神之宅，神为形之主，无形则神无以生，无神则形无以活。由此，中医家认为健康建立在形神二者和谐统一的基础上，正如《黄帝内经·素问》所言：“故能形与神俱，而尽终其天年，度百岁乃去。”

中医家还讲究“正气”，正气又称为“元气”“真气”等。中医家认为：正气是人体生命活动的动力和源泉，是维持和体现人类生命健康的基础所在；正气与病邪相对而立，对人体生命活动有推动、温煦、防御、固摄作用。

以实用、实效为目标的中医家强调动静结合的健康观。孙思邈认为生命要有动有静，动静结合方为妙。他倡导的“动”意指“流水不腐，户枢不蠹”；他倡导的“静”是在超越佛教“禅定”、道教“坐忘”的行为之上，更追求精神气质的从容安详，静则神藏，静则神养，静则神清志宁。

3. 现代健康观

现代健康的含义已远远超越了原始健康观所推崇的身体无疾这

样的单一含义。根据世界卫生组织（WHO）的解释，健康不仅是指一个人的身体没有出现疾病或虚弱现象，而且还指生理上、心理上和社会适应性上的完好状态，这就是现代关于健康认知的较为完整的科学概念。相关专家经过研究后得出如下健康公式：

健康＝情绪稳定＋运动适量＋饮食合理＋科学的休息

现代健康观推崇的是整体健康，是多元的、全面的健康，可以归纳为生理、心理和社会适应性三个方面，同时这三个方面又通过相互作用而建立联系，使得人们以全面健康的面貌参与到广泛的社会生产和生活中。现代健康观包括以下几点。首先，身体健康是全面健康的物质基础。身体指人体的生理结构，包括体重、视力、力量、肢体协调性、忍耐力、对疾病的易感水平和恢复力等具体方面。其次，心理健康是全面健康在精神层面的要求，包括智力、情绪、意识等精神方面。智力是指人们接收和处理信息的能力，在很大程度上决定了我们的生活质量。需要特别提及的是情绪对健康的影响。情绪往往表现为生气、快乐、害怕、同情、罪恶、爱和恨等感情性表达，也包括人们看待现实社会、处理压力，以及灵活处理冲突的能力。尤其在日常生活中，主动的情绪管理会影响到生活的各个方面，一个积极向上、有情绪管理意识的人不会放任情绪的奔流，不会容忍生活的无趣，而是积极营造生活，让自己的人生充满光亮，从而达到现代健康观所倡导的全面健康。再次，社会适应、社交能力是全面健康的社会性要求。每个人自出生开始，就与父母及其他家庭成员生活相处；既长，迈入校园，开始与同伴、老师交往；工作后，与更大范围的社会各界人士交往。良好的社会适应性是指能否融洽地与社会相处，能否善意地欣赏他人、快乐地接纳他人，能否恰当地化解人际冲突，能否在社会交往中获得积极向上的生活乐趣，这都是个体社会适应能力的体现。

良好的社会适应性是以身体健康和心理健康为基础条件的，心理健康是身体健康的精神支柱，身体健康又是心理健康的物质基础。良好的情绪状态可以促使人体生理功能处于最佳的机能状态，反之，则会降低或破坏某些生理功能，最终诱发疾病。身体状况的改变可能带来多种心理问题，如身体疾病、生理缺陷，特别是沉疴痼疾，往往使人产生诸多不良情绪（烦恼、焦躁、忧虑、抑郁等），从而产生心理障碍。

全世界公认的关于健康的13个标志：

（1）生气勃勃，富有进取心；

（2）性格开朗，充满活力；

（3）正常身高与体重；

（4）保持正常的体温、脉搏和呼吸；

（5）食欲旺盛；

（6）明亮的眼睛；

（7）不易得病，对流行病有足够的耐受力；

（8）正常的大小便；

（9）淡红色舌头，无厚厚的舌苔；

（10）健康的牙龈和口腔黏膜；

（11）健康的肤色，光滑而富有弹性的皮肤；

（12）顺滑、带有光泽的头发；

（13）坚固且带微红色的指甲。

二、关于亚健康

世界卫生组织认为，亚健康是介乎健康与疾病之间的中间状态，即身体还未达到明显的疾病程度，又不符合完全的健康标准，两者间的一种中间态。通俗来讲，就是生理生化指标显示正常且器质检验结果指示为阴性，人体却有多样不适感觉。这是在社会进化、科学发展、人们生活水平提高后，现代医学提出的一个全新的医学概念。它与现代社会中人们的不健康生活方式，与所承受的不断增大的社会压力，与日益严重的环境污染等都有直接的因果关系。

亚健康主要有以下三大类临床表现：躯体性亚健康状态、心理性亚健康状态、社会性亚健康状态。躯体性亚健康状态主要表现为疲乏无力、精神萎靡不振，适应能力和工作能力、工作效率显著降低，免疫力低下等。心理性亚健康状态主要表现为容易产生焦虑、烦躁情绪，易怒，注意力无法集中，失眠多梦等，情况比较严重的时候，还会伴有胃痛、心悸等症状。如果这些问题持续发展，甚至会导致机体内部平衡的紊乱，从而诱发一系列疾病，比如心血管疾病和肿瘤等。社会性亚健康状态主要表现为与周围人群及社会成员的关系不和谐，产生一种被社会抛弃或者遗忘的孤独感。研究发现：亚健康状态会在无干预的情况下不断发展，如果长期对亚健康状态听之任之，不给予积极必要的应对和调整，亚健康状态就会向更深远的方向持续发展，导致更严重的后果；一旦发现并及时采取适度干预措施，亚健康状态就很可能向着健康方向转化。

相关研究罗列出了亚健康的30种常见症状，提供给人们作自我对照检测。在以下30种症状中，如果自查结果有6项或6项以上者，则可视为进入亚健康状态。

（1）精神紧张，焦虑不安；（2）孤独自卑，忧郁苦闷；
（3）注意力分散，思维肤浅；（4）遇事激动，无事自烦；
（5）健忘多疑，熟人忘名；（6）兴趣变淡，欲望骤减；
（7）懒于交际，情绪低落；（8）常感疲劳，眼胀头昏；
（9）精力下降，动作迟缓；（10）头晕脑涨，不易复原；
（11）久站头晕，眼花目眩；（12）肢体酥软，力不从心；
（13）体重减轻，体虚力弱；（14）不易入眠，多梦易醒；
（15）晨不愿起，昼常打盹；（16）局部麻木，手脚易冷；
（17）掌腋多汗，舌燥口干；（18）目干低烧，夜常盗汗；

（19）腰酸背痛，此起彼伏；（20）舌生白苔，口臭自生；

（21）口舌溃疡，反复发生；（22）味觉不灵，食欲不振；

（23）反酸嗳气，消化不良；（24）便稀便秘，腹部饱胀；

（25）易患感冒，唇起疱疹；（26）鼻塞流涕，咽喉肿痛；

（27）憋气气急，呼吸紧迫；（28）胸痛胸闷，心区压感；

（29）心悸心慌，心律不齐；（30）耳鸣耳背，晕车晕船。

第二节 健身气功

健身气功是以健身为目的，将形体活动、呼吸吐纳、心理调节相结合，使身心状态趋向于“三调”（调身、调息、调心）合一的全身性养生运动项目。其由健身、气功两部分组成，“健身”意指使身体健康，“气功”是我国传统养生文化中独有的一种健身术。

一、健身气功的起源与发展

在中华民族发展的早期，人们在日常生产、生活中发现，辛苦劳作之后，通过抻腰、拍打及打哈欠等一些简单的肢体动作，能有效地缓解劳动所带来的躯体疲惫和肢体酸痛。随着科学的发展和生产力的进步，人们的生活水平和认知水平得到较大的提升，开始在自我生存的基础上，对保养、维护、改善和发展自我生命体质提出了较高层次的要求。

春秋战国时期，随着经验医学人士的开蒙，中华传统“养生”思想渐渐产生。《吕氏春秋》对此内容的记载较为丰富，养生理论也更为专题化。其主张趋利避害、顺应自然，首次提出了“节欲”的概念，认为感官欲求乃人之自然天性，绝不可听任欲望无限膨胀，必须有所节制；同时还主张在精神、饮食和居住环境等方面均应调节得当，并且创造性地提出了“流水不腐，户枢不蠹”的运动养生观。道家代表人物老子所著的《道德经》中关于养生的阐述，不仅成为中医理论中“天人相应”整体观的理论源泉，也提出了诸多气功修身养生的思想和方法。同时期的儒家，关于气功学说的观点，一方面重视个体精神和道德品行方面的“修身”，另一方面重视对身体的保养。《孟子》中的修身之道阐述得更加明晰，认为“一曰养心，二曰养气”。诸子百家在养生领域所做的各种大胆探索，为中华传统养生文化奠定了理论基础。

秦汉时期，中华“导引行气术”逐步形成。阴阳、五行、经络、脏腑学说在医学上的应用，使得养生理论日趋完善和系统化。被誉为中医学元典的《黄帝内经》不仅概括了人体生长发育的过程，探索了人体衰老的机理，还明确提出了后人极为推崇的“治未病”的思想，对预防病变、保健延年有极其重要的意义。华佗通过模仿虎、鹿、熊、猿、鸟的行为体态，创编了供大众健体养生所用的五禽戏，奠定了健身气功的基本形态。1973 年，考古学家在长沙马王堆三号汉墓中发现了一幅珍贵的帛画《导引图》，图中绘有 44 个不同的人体运动姿态，有诸如屈体、伸肢、跳跃、回旋等动作，既有立势、坐势之分，又有徒手动作、持用器械之别，多数动作是模仿动物形态而来，也标有配合动作的呼吸吐纳方法，部分导引术图旁还标有对应的适应病症。《导引图》帛画充分反映了当时健身气功发展的水平。

东汉时期，中国道教逐渐发展成为一个有组织的独立宗教，此时期也是印度佛教东渐初期。道教最重要的典籍《太平经》记载了不少关于气功的内容，其中的医世思想，把天下能够安平无病、阴阳相得、天地人和谐交互的中和“无病”称为“天地中和人心”。再加上这一时期佛教传入，佛家的一些修持方法和我国古代气功的修身养性相结合，从而丰富了我国古代文化中的生命之学，并从理论与实践两方面推动了中国养生学的发展。

魏晋南北朝时期，是中国传统养生文化发展成熟时期，其中以“内丹术”为特色的道教养生术得到了较大的发展。“内丹术”功法继承道家传统的行气、导引、服食、吐纳等修炼方法，以人的精、气、神作为练养对象，锻炼先天、后天之气，使三者在体内凝聚成

“丹”。这一时期，养生理论与中医学紧密结合，成长迅速，对中国传统养生学的发展产生了深刻的影响。

隋唐时期，包括导引在内的按摩疗法颇受重视。在太医署内设有按摩专科，它是我国气功史上最早的临床、教学机构。由于导引一科在隋唐官方医学中占有突出地位，所以它不仅对当时气功医学的发展起到了巨大的推动作用，而且使社会上涌现了一大批气功人才和气功专著。

两宋时期是导引养生术发展的重要时期，陈抟创编的“二十四节气导引坐功法”，以及“八段锦”（文、武八段）、“小老术”等养生功法的出现，使养生生活逐渐趋于时效化和理性化。此时儒、道、释、中医各种养生理论彼此影响、相互交融，使中国传统养生学走向了成熟。

明清时期，气功的发展达到了一个新的高度。气功更广泛地被医家掌握并应用，气功养生方法纷纷总结推出，大量养生著作编辑出版。此时，人们的价值观和健康观也随之发生变化，去疾、益寿、延年的养生术成为人们追求的热门和具有宗教意义的活动。此时期所产生的最具代表性的气功功法为易筋经和太极拳，标志着武术技击与内功修炼的结合已进入成熟阶段。此前的气功导引术主要适用于治病保健，并不强调内壮外勇，而易筋经以“气盈力健，骨劲膜坚”为锻炼目的，成为无数习练者的基本功法，使得气功在中华养生学的历史长河中，得到了长足的发展和进步。

中华人民共和国成立后，气功发展进入一个崭新阶段。在丰富多彩的传统功法的基础上，涌现出了许多今人编创的功法，习练气功的人数也在逐渐增多。

现阶段的健身气功与古代气功、导引养生术一脉相承，蕴含着深厚的传统儒、道、释、中医众家的健康理念。我国古代儒家的修身、养气，道家的吐纳、服气、行气、内丹、存思，释家的禅定、打坐、观想，中医家的导引、按跷及食饵、医药、起居等众家养生理论和方法，都属于气功范畴。健身气功利用动作对称、外导内引、“三调”合一等形式来调节人体的阴阳；通过习练特定招式来改善肢体、脏腑功能；依据五行学说的原理（五脏连周身）创编功法，对全身起到较好的锻炼作用。自古代养生思想的萌生到现代的健身气功，无不蕴含着浓厚的中华传统文化底蕴，其健身功效得到了广泛的认可。同时，随着“防未病”养生思想愈加深入人心，中华传统养生学的影响也在不断扩大，作为全民健身重要组成部分的健身气功，必将迎来新的跨越式发展。

为引导健身气功活动的健康发展，促进社会主义精神文明建设，提高全民体质，更好地为人民健康服务，1996 年 8 月，气功被正式纳入政府管理范围，有关部委联合下发文件，第一次提出了“社会气功”“健身气功”的概念。“社会气功”概念更多强调的是社会群体的参与性。“健康气功”概念则强调群众通过参与习练而达到强身健体、养生康复的效果。

如今，国家体育总局已将健身气功确立为第 62 个体育运动项目，并成立了专业的健身气功管理机构和健身气功协会，加强对群众性健身气功活动的管理，推动健身气功的普及。由此，健身气功逐步走上了规范化、法治化的发展轨道。

二、健身气功的特点

1. 全身锻炼

人的生命是精神与身体的统一。《淮南子·原道训》中云：“夫形者，生之舍也；气者，生之充也；神者，生之制也。”如果从形、气、神三者统一的人体生命出发，健身气功特有的“三调”合一的综合锻炼功效，正是区别于其他肢体运动的关键所在。另外，健身气功主动地、内向性地运用意识和呼吸来调动人体内在潜力，从而改善和增强人的整体功能，达到强身健体的目的。

2. 动作绵缓

柔和绵缓是健身气功的一个显著特征。它不仅表现在肢体外形和动作演练上不拘不僵、轻松自如、舒展大方、轻飘徐缓，而且在呼吸调控上要求深、细、匀、长，在意念运用上要求精神放松、意识平静，用意要轻，似有似无。这种动作圆活、心意慢运的行功节奏，体现了低强度、长时间阈值下的运动特点，可避免大强度运动后给人体生理带来的多种负效应，有利于在节省体能的情况下均匀地提高机体的各项生理功能。正如古人所言的“体欲常劳，劳无过极”。

3. 低强度

健身气功较传统太极拳等拳术动作难度低，简单易学，加之健身气功运动量小，单位时间的体能负荷不大，且对场地设施要求不高，室内室外均可进行习练，所以适合于不同基础、不同年龄、不同体质的人群习练，尤其适合中老年人养生及慢性病患者的自我恢复性习练。

4. 注重呼吸

健身气功坚持以形导气、以气运身、外导内引、内外合一的原则。对于呼吸则要求气随形运、顺畅自然、柔和协调、不喘不滞、动息相随、动缓息长、导气令和、息息到脐。其中，动息相随的动作基本规律是起吸落呼、开吸合呼、先吸后呼、蓄吸发呼。这个规律只可与其顺，不可与其逆，更不可强硬呼吸，否则易出现胸闷、气短、憋胀、心慌等不适症状。

三、推广健身气功的意义

1. 社会价值方面

构建社会主义和谐社会是一项系统工程，需要社会方方面面的共同努力。健身气功锻炼追求身心的和谐，注重从人体自身的和谐进入到人与社会的和谐、人与自然的和谐。从某种意义上讲，健身气功是一门关于“和谐”的学问。健身气功“天人合一”的理论基础，以及“三调”合一的锻炼方法，充分体现了和谐的思想内涵。健身气功的锻炼，同时还浸润着道德涵养的修炼与提升。无论是增强人民体质，还是建设社会主义精神文明，构建和谐社会，健身气功都不无裨益。因此，推广普及健身气功是一项功在当代、利在后世的全民事业。

以人民为中心是构建社会主义和谐社会的重要标志。不断满足广大人民群众日益增长的美好生活需要，正确反映和兼顾多方面利益，是以人民为中心的具体体现。健身气功是一项深受人们欢迎和喜爱的体育运动，按照国家体育总局“讲科学、倡主流、抓管理、促和谐”的工作原则，积极稳妥地开展健身气功活动，努力满足人们多元化的健身需求，无疑是以人民为中心的理念在社会工作中的具体表现。

安定有序是构建社会主义和谐社会的必要条件。一个安定有序的社会，必然是一个不同利益群体各尽所能、各得其所而又和谐相处的社会。健身气功在新的时代要求下，既担负着增强人民体质的光荣使命，也担负着正面引导、维护社会稳定的责任。经验表明，健身气功在社会群体中推广得好，对增强人民体质、推动社会进步起着积极的促进作用；推广得不好，则可能危害人民群众的身心健康，影响社会的和谐稳定。

2. 文化价值方面

健身气功根植于中国传统文化，其理论基于中国传统文化的思想基础，其行为方式受传统文化的制约。它犹如一棵枝叶茂盛的大树，其根须伸向四面八方，其文化构成多元，既吸收了中国传统哲学思想和中国传统文化的精华，又涵涉了古典经验医学、古典美学等传统科学的内核。

健身气功是具有中国民族风格的一项健身运动。在中华气功从古至今的发展脉络上，其内部结构和外部形态始终保有"形""神""气"的交融，整体风格镌刻着民族习惯、心理、情感等精神印迹。可以说，中国人独特的思维方式、行为规范、审美观念、心理模式、价值取向和人生观等都在健身气功中有不同程度的反映。此外，健身气功功法中交织着阴阳二气相互作用的生命律动，外取神态，内表心灵，着重在姿态展现的意境里显示卓越人格，堪称传统体育文化的代表。

习练健身气功既能强身健体，又能领悟和弘扬传统文化，更能使习练者懂得做人的真谛，进而完善人生的价值。在传承和弘扬中华健身气功文化时，我们要深刻理解健身气功文化的现实价值，深入挖掘健身气功文化中的有用成分，汲取健身气功文化精粹的思想内核，并使之与现代科学相适应，与当今文明相协调，这样才能使中华优秀的健身文化得以持续发展，发扬光大。

3. 体育价值方面

随着物质生活水平的不断提高，人们的体育健身意识不断增强，参与体育活动的人数也逐步增多。体育运动不仅成为身体锻炼的重要方式，而且成为社会时尚的代名词。健身气功不仅健身作用明显，而且内容丰富、形式多样，不同的功法有着不同的动作结构、风格特点和运动量，并且不受年龄、性别、体质、时间、季节、场地、器械等限制，人们可以根据自己的需要和条件，选择合适的功法进行锻炼。因此，作为民族传统体育项目的健身气功，不仅满足了人民群众多元化的健身需求，而且在推动全民健身活动蓬勃发展中发挥着重要作用。

我国是世界上老年人口最多的国家。相对而言，老年人属于社会的弱势群体，多数老年人不仅经济收入比较低，而且健康状况也不容乐观。因此，如何有效地增进老年人的身心健康、减轻他们的生活负担，是一项十分紧迫的社会课题。调查表明，经常习练健身气功的老年人，医疗费用支出明显低于不经常习练的老年人。健身气功具有动作柔缓、运动强度低、易练好学、场地随意、健身作用明显等优势，非常适合老年人的身体条件，迎合老年人心理特征。近年来，健身气功的推广普及实践表明，引导人民群众开展健康文明的健身气功活动，不仅促进了全民健身活动的发展，有效增强了习练者的体质，同时也丰富了群众的业余文化生活。广大习练群众对健身气功的认可，充分证明了健身气功的体育价值。

健身气功是国家体育总局健身气功管理中心组织全国体育养生、运动医学方面的专家学者，在经世传承的传统气功功法基础上，根据现代人们生活节奏和习惯创编的，其文化内涵丰富、文化底蕴深厚、健身养生效果显著。截至目前，由国家体育总局健身气功管理中心推出的四套健身气功普及功法有易筋经、五禽戏、六字诀、八段锦。随后又推出的五套新功法有太极养生杖、十二段锦、导引养生十二法、马王堆导引术、大舞。另外，在习练群众对新功法多元化的要求下，明目功于2019年加入健身气功功法大家庭，二十四节气导引养生功及站桩功也将逐步加入进来。为了使健身气功更好地服务于习练的朋友，并助力于“一带一路”建设，“武术中国”系列出版项目将会陆续推出以上各种功法的单行本读物。

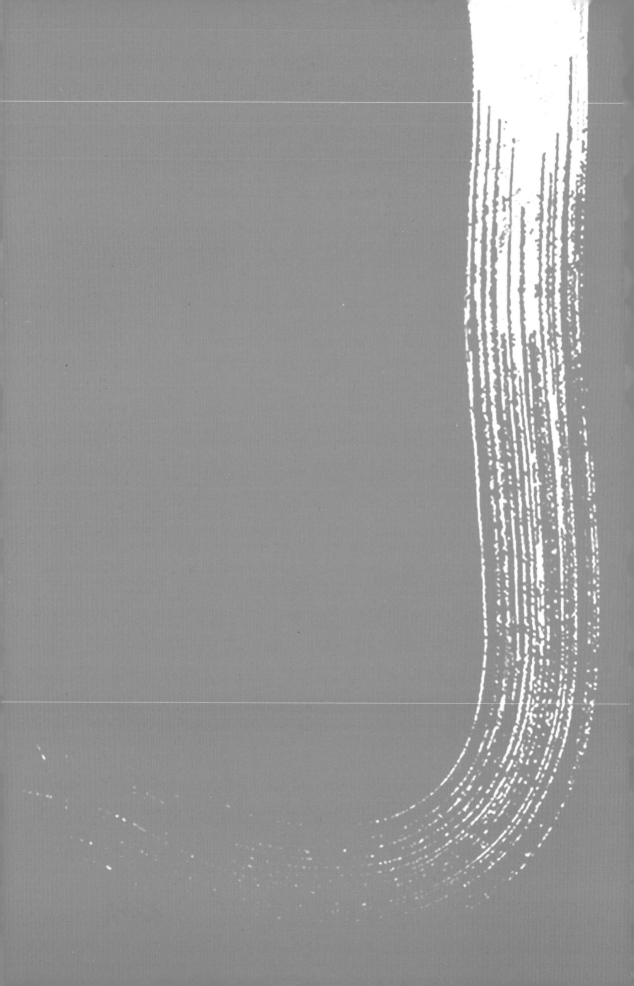

六字诀的源流　六字诀的特点　六字诀的养生价值

六字诀，又称六字气诀，是我国古代流传下来的一种以呼吸吐纳为主要手段的传统健身养生功法。

第二章
六字诀概述

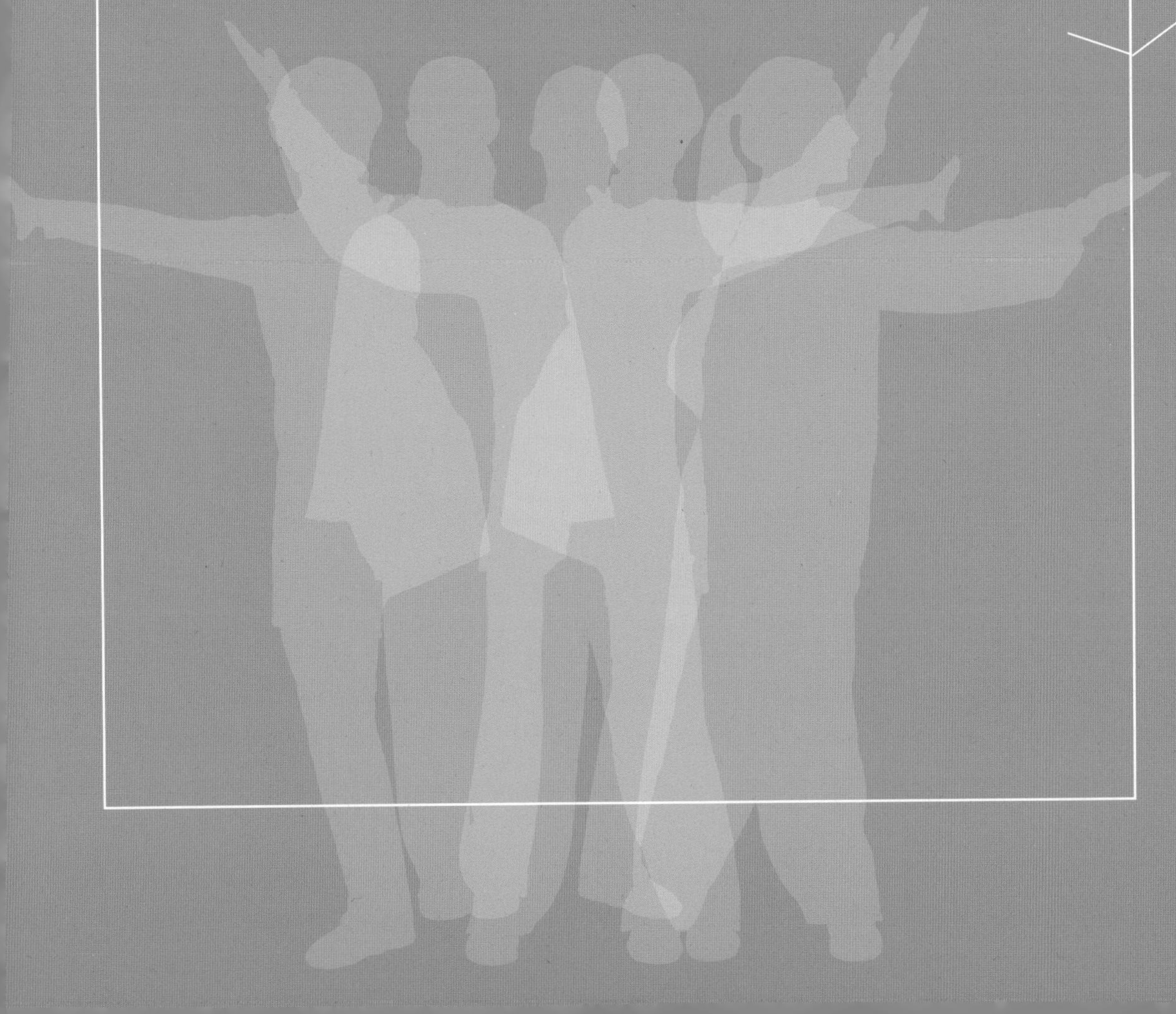

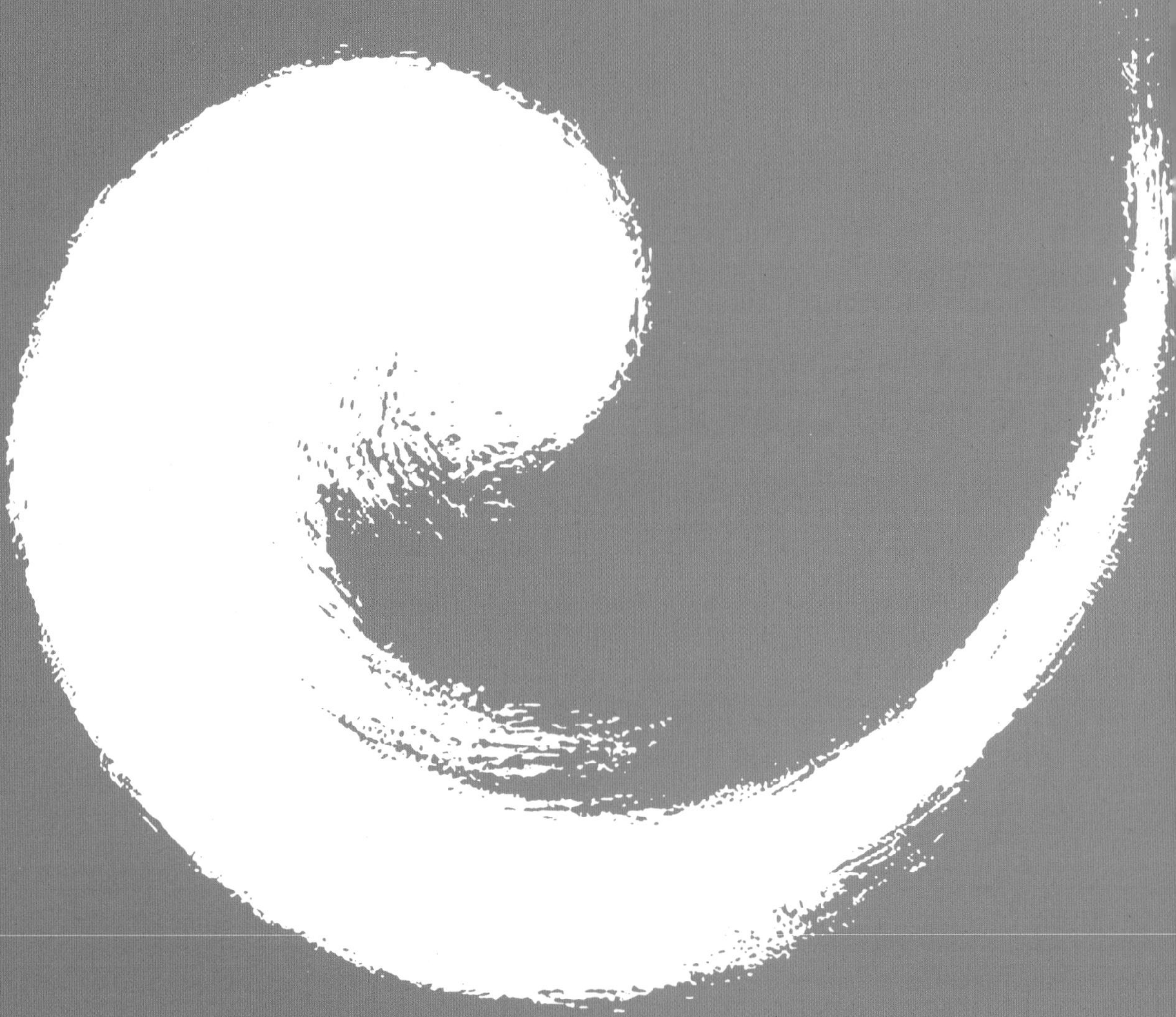

第一节　六字诀的源流

六字诀，又称六字气诀，是我国古代流传下来的一种以呼吸吐纳为主要手段的传统健身养生功法。它是通过嘘、呵、呼、呬、吹、嘻六个字的不同发音口型，唇齿喉舌的用力不同，牵动脏腑经络气血的运行，最终达到延年益寿的目的。

六字诀历史悠久、流传广泛。关于它的文献，现存最早的是南北朝时期陶弘景所著的《养性延命录》。陶弘景是当时著名的中医学家，在医药学方面研究颇深。《养性延命录·服气疗病篇》中记载："纳气有一，吐气有六。纳气一者，谓吸也；吐气六者，谓吹、呼、唏、呵、嘘、呬，皆出气也……吹以去热，呼以去风，唏以去烦，呵以下气，嘘以散寒，呬以解极。"这些记载为六字诀的流传与发展奠定了基础。

隋代佛教天台宗高僧智顗，在其所著的《修习止观坐禅法要》中将六字诀用于佛学坐禅止观法门，并提出了六字诀治病方法。他谈道："但观心想，用六种气治病者，即是观能治病。何谓六种气，一吹、二呼、三嘻、四呵、五嘘 、六呬。此六种息皆于唇口中，想心方便，转侧而坐，绵微而用。"

唐代著名医学家孙思邈在《千金要方》中对陶氏六字诀的吐纳法进行了发挥，"大呼结合细呼"，并按照五行相生之顺序，配合四时之季节，编写了卫生歌，为六字诀的治病理论奠定了基础。另外，唐代道教学者胡愔在《黄庭内景五脏六腑补泻图》中改变了六字与五脏的配合方式，改肺"嘘"为肺"呬"，改心"呼"为心"呵"，改肝“呵”为肝“嘘”，改脾“唏”为脾“呼”，改肾“呬”为肾“吹”，另增胆“嘻”之法。

宋代邹朴庵所著的《太上玉轴六字气诀》对六字诀理论与方法的论述是历史上最详细的，其中对呼吸和读音方法作了具体要求："念时耳不得闻呵字声……念毕，仰头闭口，以鼻徐徐吸天地之清气。"另外，还增加了叩齿、搅海、咽津等辅助功。

到了明代，六字诀除了呼吸吐纳之法外，开始有了肢体动作，并将吐纳与导引结合，成为动静功结合的功法。如胡文焕的《类修要诀》中的“祛病延年六字法”有“肝若嘘时目睁精，肺知呬气手双擎，心呵顶上连叉手，肾吹抱取膝头平，脾病呼时须撮口，三焦客热卧嘻宁”的叙述。另外，高濂的《遵生八笺·延年却病笺》中的《四季却病歌》把六字诀与四季养生结合起来，如：“春嘘明目木扶肝，夏至呵心火自闲，秋呬定收金肺润，肾吹唯要坎中安，三焦嘻却除烦热，四季长呼脾化餐，切忌出声闻口耳，其功尤胜保神丹。”

不论是从文献还是功法流派（如易筋经、形意拳、八卦掌等）来看，也仅仅是把六字诀作为辅助练气之法，并非独立功法。今人马礼堂在研究养气功时，根据传统的六字诀文献，编创了“养气功六字诀”，用于临床治病，在社会上影响广泛。

但是六字诀流传到今天，综合文献资料和现存各种六字诀相关功法内容分析，功法上已形成了较完整的体系：功法理论保持了唐代以来按中医五行学说来阐述的主体框架，对呼吸口型及发声方法的认识渐趋统一，肢体的动作导引与意念的导引原则上遵循十二经脉循行规律。但是，在功法的规范性上，尚存在一些分歧，如：个别字诀（呵、呬）的发音、六字的吐音口型及发声与否、六字在练习中的排列顺序等。另外，呼吸发音与肢体导引动作之间的关系各有特色，尚缺乏统一的科学论证。

如今，国家体育总局健身气功管理中心在传统功法基础上挖掘、整理，并作了进一步的规范，然后编创了便于群众练习的、科学健康的健身气功新功法——六字诀。

第二节 六字诀的特点

一、读音口型，系统规范

六字诀中“嘘、呵、呼、呬、吹、嘻”的读音和口型，分别对应了人体肝、心、脾、肺、肾、三焦，换句话讲，就是通过这种特殊的呼吸吐纳方法来调整脏腑气机平衡，这一特点在众多气功功法中独具特色。因此，对六字诀来讲，口型及发音的规范性非常重要。如今，国家体育总局健身气功管理中心对六字诀作了新的探索和规范，使其既具有系统性，又具有独立性。因此，六字诀既可以作为一个完整的功法练习，又可以分为六个单元单独练习。

二、吐纳导引，内外兼修

六字诀在注重吐气发声、呼吸吐纳的同时，还配合了科学合理的动作导引，即呼吸吐纳配合舒缓圆活的动作导引，使“三调”之间协调一致，从而达到内壮脏腑、外健筋骨的健身养生目的。东晋著名养生家葛洪曾说：“明吐纳之道者，则为行气，足以延寿矣；知屈伸之法者，则为导引，可以难老矣。”

三、舒缓圆活，动静结合

首先，六字诀动作舒缓自然，有一种宁静柔和之美；其次，六字诀要求吐气发声时匀细柔长，起势时凝神静气，收势时引气归元。这正是六字诀舒缓圆活、动静结合特点的体现。

四、简单易学，安全有效

六字诀在动作编排上，将发声吐气和导引动作结合的同时，在开始和结尾处加上了起势和收势，连预备势在内共9个动作，这些动作中没有复杂的意念观想，也没有高难度、大幅度、超负荷的动作，简单易学，安全有效，适合不同人群习练，尤其适合老年群众和体弱多病者习练。

第三节　六字诀的养生价值

一、安定情绪，调和“三调”

六字诀中主要以松静自然的基本站姿和简单的蹲桩组成，其动作舒缓圆活，可以起到调身、调息和调心的作用，能够有效地维持情绪安定，加上六字诀借助发声，让调心时的意守更加有效，也使得“三调”之间的协调运用更为容易。从刚接触到能熟练操作六字诀套路的转变，就是不断提升“三调”合一境界的过程。因此，六字诀作为一种锻炼手段，可适应不同人群的需要，并且在这个过程中可实现“三调”相合，改善脏腑气血，使练习者白天精神焕发，夜晚睡眠安稳，这对生理和心理状态具有改善作用。

二、扶正祛邪，补益气血

六字诀为吐纳法，其作用主要是吐出脏腑之浊气，吸入天地之清气。这种新鲜的清气与肺内的营气相合便为宗气，从而推动血液运行周身，濡养肺腑百骸。另外，宗气还可化为元气以壮体魄。人体在生长过程中会不断产生代谢物质，若不能及时排出就会在体内堆积，进而导致疾病的产生。而六字诀的动作是根据中医理论中五行与脏腑的对应关系，按照五行木生火、火生土、土生金、金生水、水生木的顺序进行排列的。嘘字诀主肝，肝属木，木旺于春，四季以春为首，练习嘘字诀能够泄肝之浊气，调理肝脏功能；呵字诀主心，心属火，练习呵字诀可泄心火，调理心肾功能；呼字诀与脾相应，脾属土，练习呼字诀能泄脾胃之浊气，调理脾胃功能；呬字诀主肺，肺属金，练习呬字诀可泄出肺之浊气；吹字诀主肾，肾属水，而金又生水，练习吹字诀可以补肾；三焦主司一身之气，而练习嘻字诀可调理三焦，进而使全身气血畅通，达到健康长寿的目的。因此，六字诀是一套行之有效、扶正祛邪、补益气血的健身功法。

三、启动气机，唤醒丹田

六字诀中暗藏了许多延伸练习，从起势到收势看似都是站立在原地不动的，实际上练的是一种站桩之功。站桩功是能够快速固本培元、富力强身的气功基础练习法，在这个基本动作中由上方的百会穴、下方的尾闾、左右两脚脚底的涌泉穴、左右两肘、前抱的左右两手的劳宫穴、后腰的命门穴这六个点组成了三对互为相反方向的力，通过这六个点的对拉不仅有利于我们放松和入静，更能唤醒丹田、觉知真气运行。例如，六字诀中的“嘘字诀”：肝经之脉气由足大趾外侧（人体正中线为内，人体两侧为外）大敦穴起，沿下肢内侧中线上行，经小腹入肝，络胆，上喉，入眼，到头顶百会穴。由此可知，肝脉之气由足底生，于百会止，即为上下两点的气机运行。

六字诀，又名六字气诀，从名字我们便能看出“气”在此功法中的重要作用。根据习练对象的不同，六字诀对吐气的要求也不一样，但总的要求是“吐气不出声”。具体来说，对于初学者，可以吐气出声，主要是为便于口型校正，防止憋气，待功法熟练后，则应逐渐转为吐气轻声，最后逐渐达到匀细柔长的无声状态。习练功法时，要始终保持全身放松、心情舒畅、思想安静，并且注意循序渐进，不可急于求成。尤其是年老体弱者，对于动作幅度的大小、运动量的大小、呼吸的长短、练功次数的多少都要注意因人而异，量力而行。练功结束，可以做一些简单的保健功法，如搓手、擦面、全身拍打及散步等，以便从练功状态充分恢复到正常状态中来。

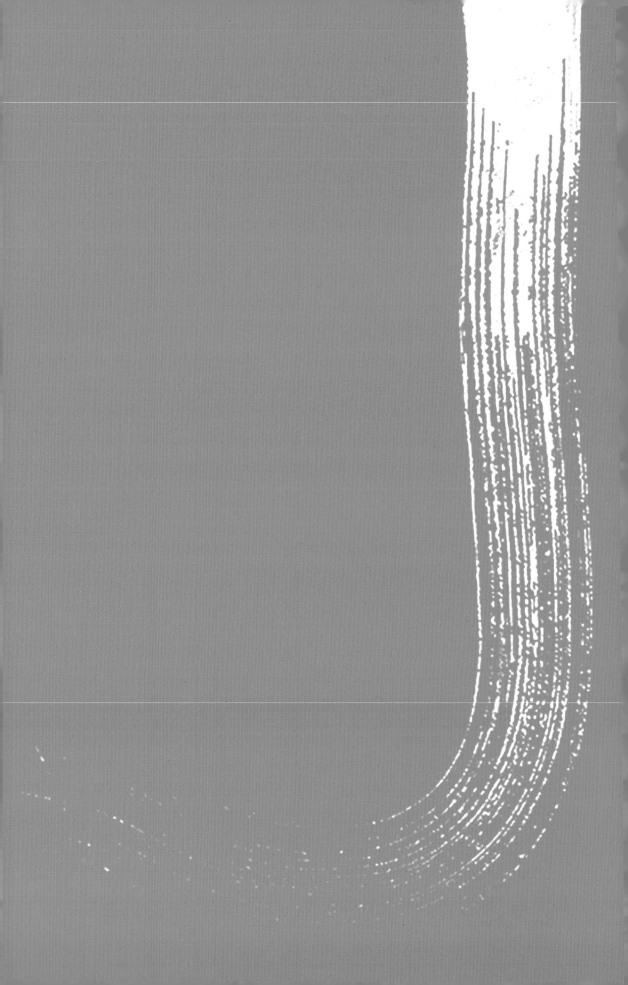

嘘、呵、呼、呬、吹、嘻。

第三章
六字诀功法技术

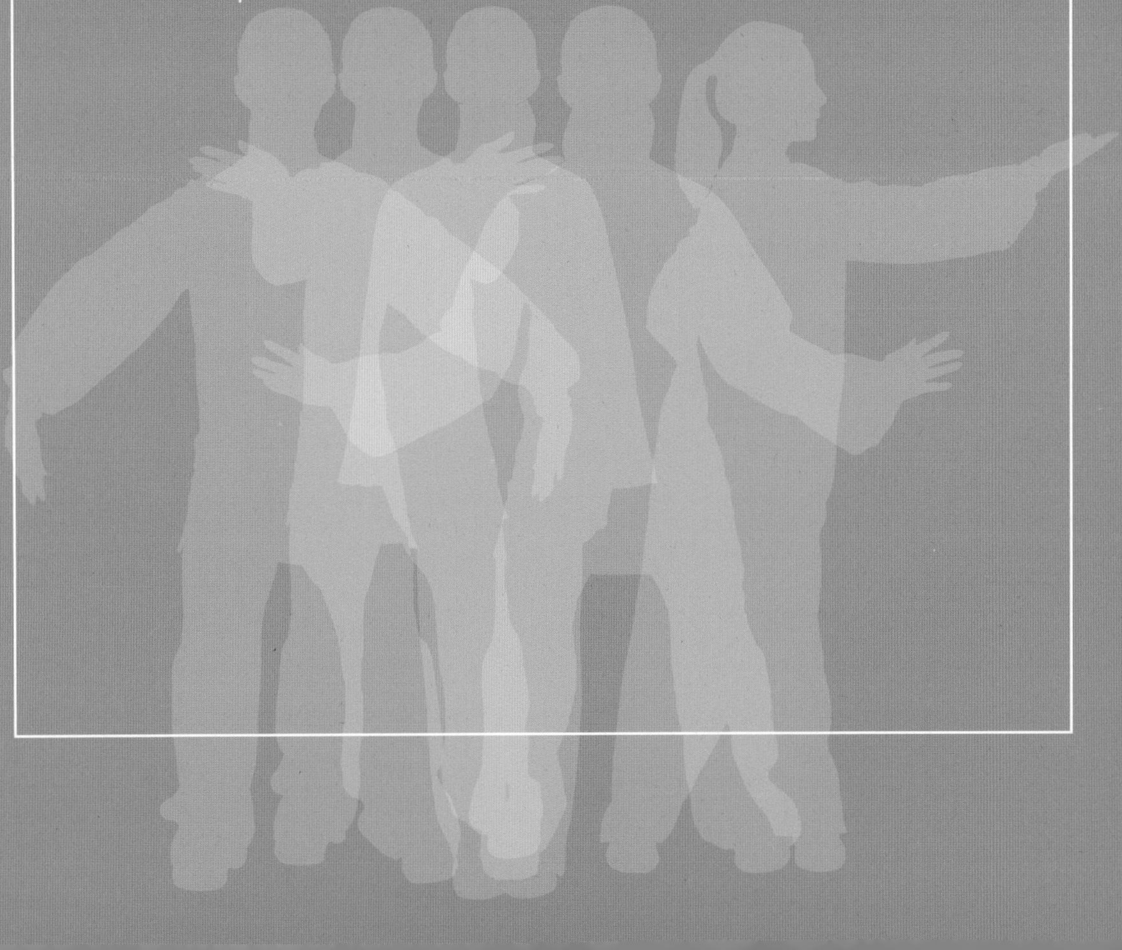

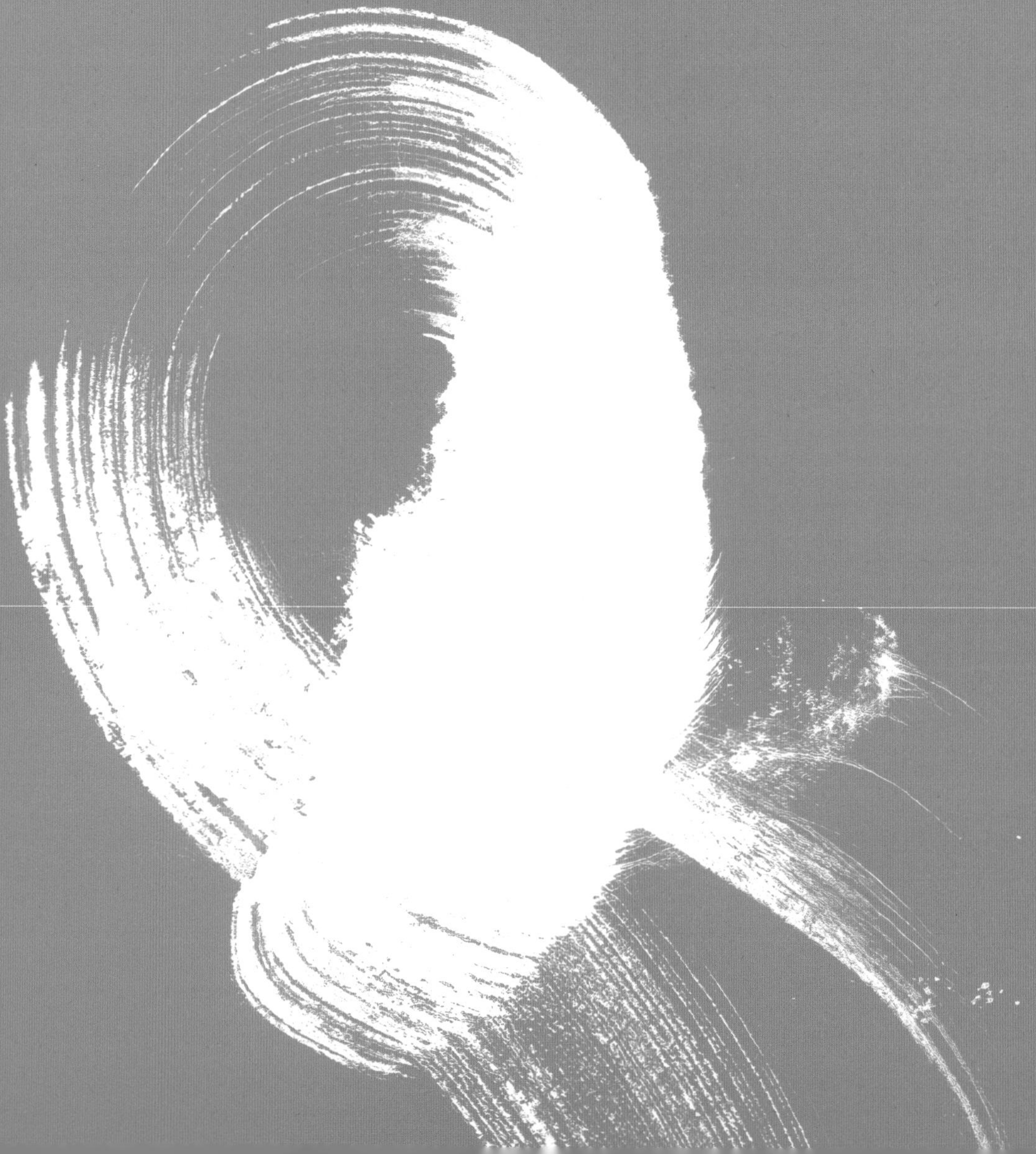

第一节　基本手型与步型

一、基本手型

1. 自然掌

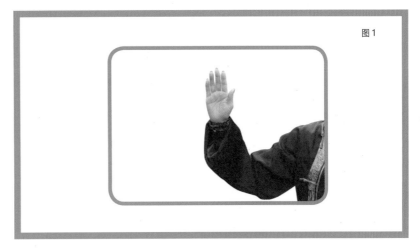

图1

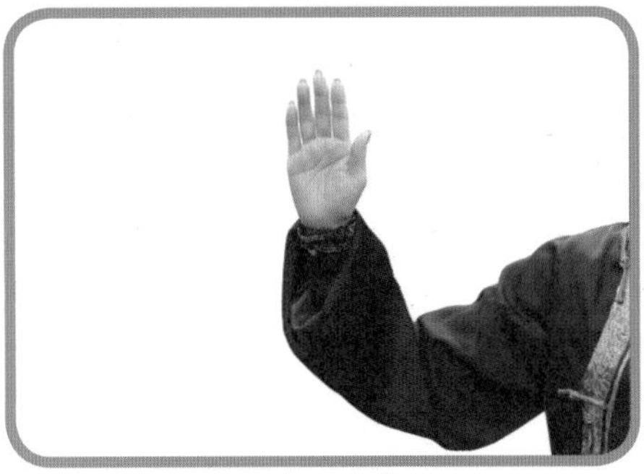

五指自然伸直，稍分开，掌心微合。

2. 握固

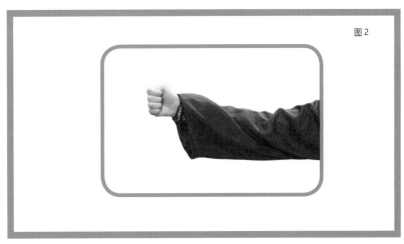

图2

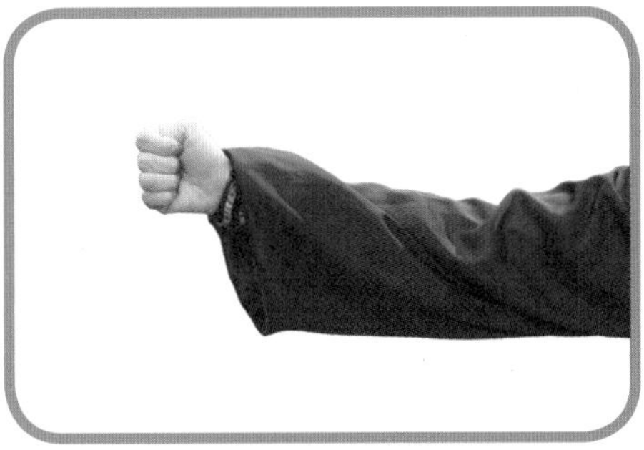

拇指抵掐无名指根节内侧，其余四指屈拢收于掌心。

二、基本步型

1. 并步

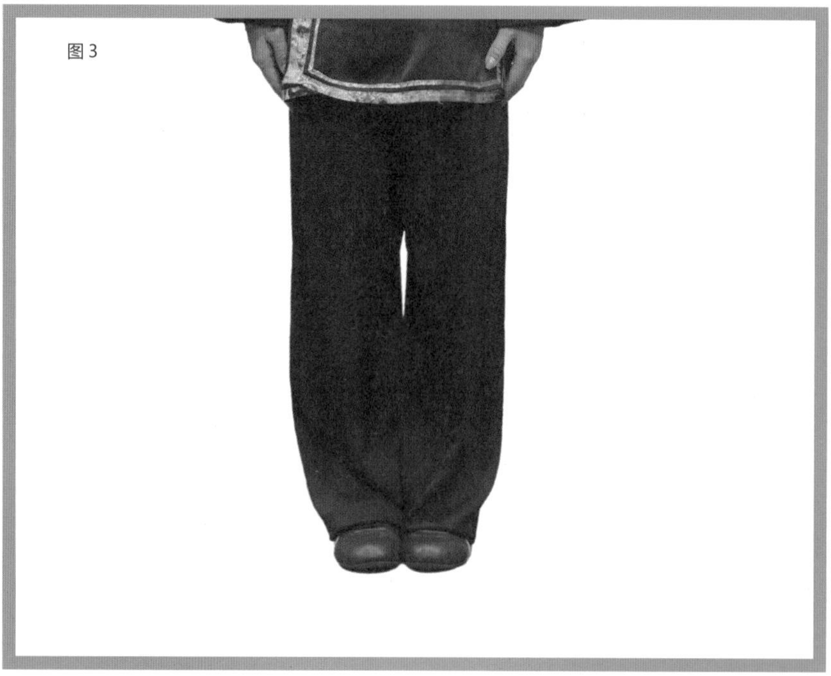

图 3

两脚的脚跟与脚尖完全并拢，两膝放松直立，重心自然地放在两腿之间。

2. 开立步

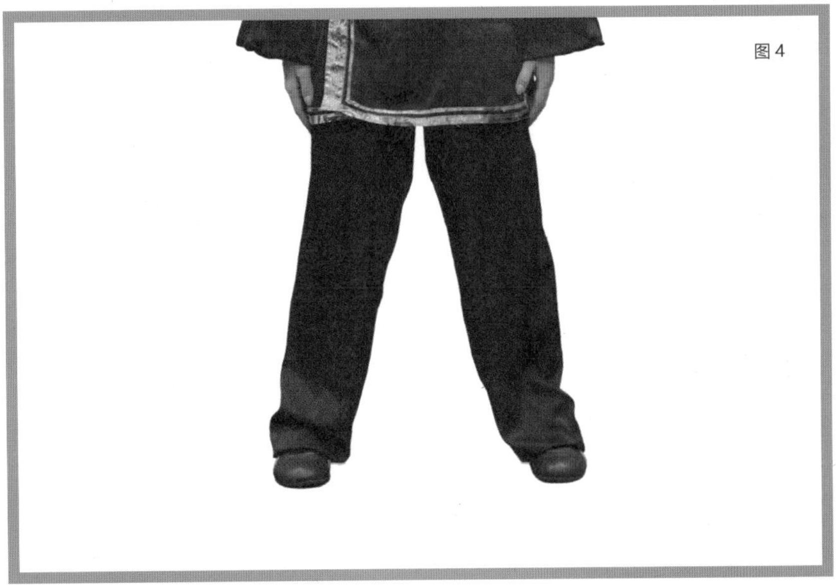

图 4

左脚向左开步，约与肩同宽。两脚平行，两膝微屈，松静站立，重心在两脚之间。

3. 马步

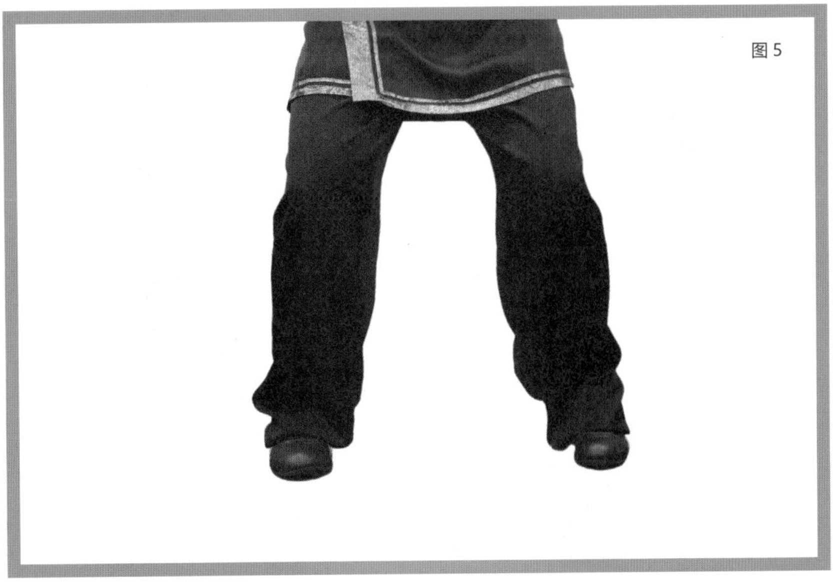

图 5

开步站立，两脚间距约与肩同宽，两脚平行；屈膝半蹲，膝盖不可越过脚尖且不可内收夹裆；重心在两脚中间。

第二节　动作教学

预备势

口诀：并步垂臂腿直立，头正颈直舒胸脊；

面带微笑目下视，心平气和调呼吸；

重心右移抬左腿，双脚开立同肩宽；

上肢不变下肢变，动作轻柔体放松。

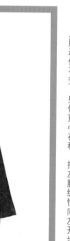

图 6　图 7

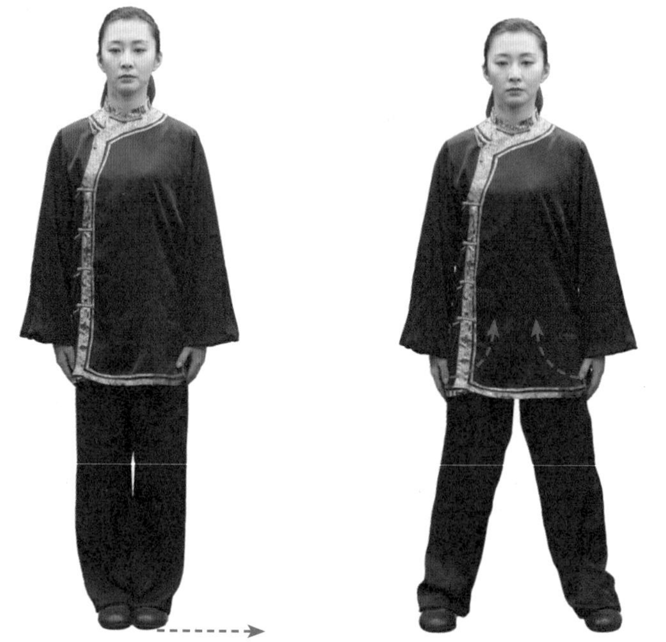

图 6　两脚并拢，两腿自然伸直站立，两臂自然垂于体侧，竖脊舒胸，下颌微收，头正颈直，唇齿合拢，舌抵上腭，周身中正，目视前下方，自然呼吸。

图 7　上肢动作不变，身体重心右移，抬左脚缓慢向左开步，与肩同宽。

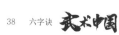

要求

（1）百会上领，周身中正，呼吸自然。

（2）松肩虚腋，腰腹放松，尾闾下垂，微微提肛。

（3）气沉丹田，心平气和，面带微笑。

（4）动作轻柔，身体放松。

易错点

（1）两脚未完全并拢。

（2）两膝过于绷直或弯曲，致使髋、膝关节紧张。

（3）挺胸抬头，目视远方。

（4）小腹凸出，塌腰翘臀。

（5）肌肉紧张，身体僵硬。

纠正

（1）两脚并拢时，两脚内侧完全并拢，脚尖朝前，两腿自然直立。

（2）两膝要似屈非屈，利于关节放松。

（3）竖直脊柱，两肩微内含，内收下颌，目视前下方。

（4）腰背拉直，腹部放松微回收。

（5）肌肉保持自然舒展的状态，以使身体放松。

功效

（1）气沉丹田，内安脏腑，外松筋骨，促进气血运行。

（2）心神宁静，心静气定，气定神敛，利于心理调节。

起势

口诀：两掌腹前指相对，屈肘掌心缓上托；

止于膻中同高处，转掌内翻再下按；

脐前下蹲掌外拨，掌心肚脐等距开；

转掌向内起身合，虎口交叠覆脐上。

图 8

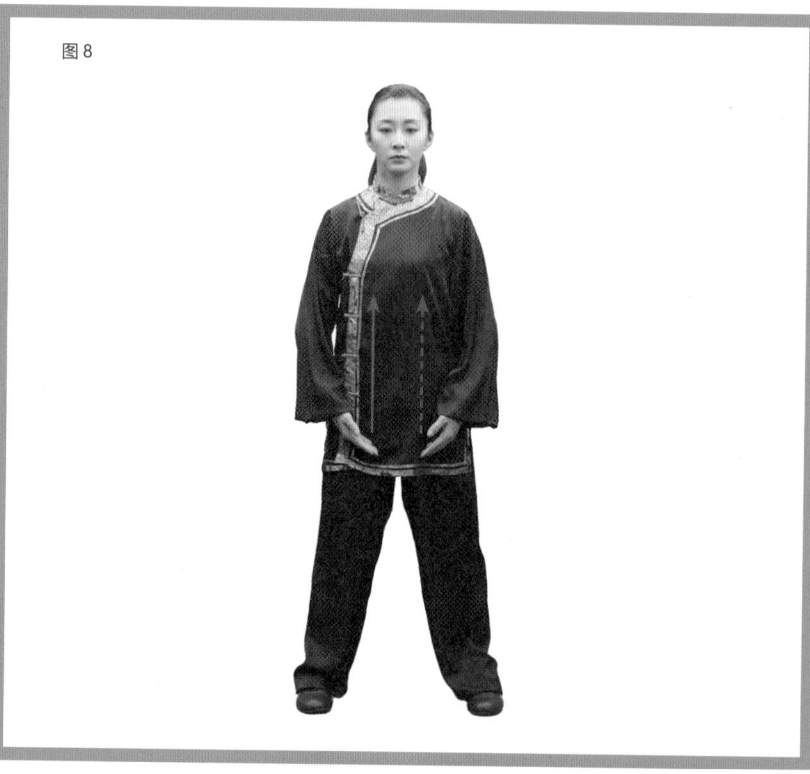

图 8 两肘微屈，两掌于腹前十指相对，掌心斜向上，目视前下方。

图9
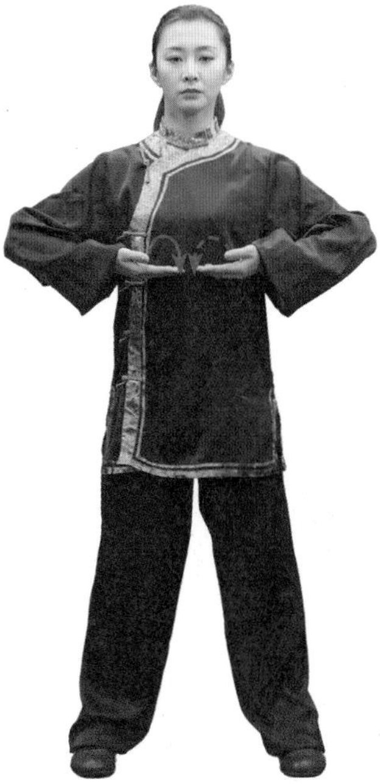

图10
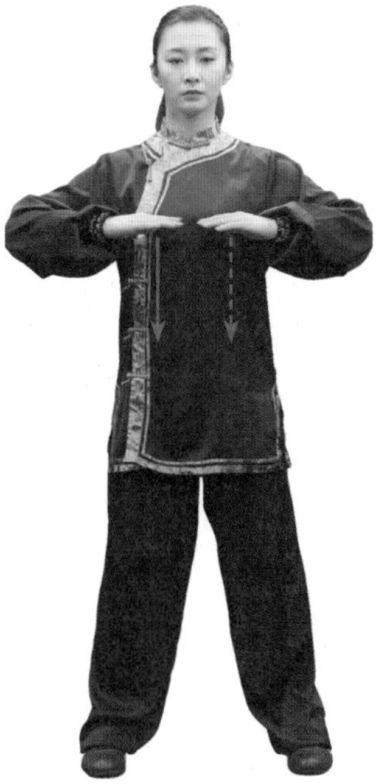

图11
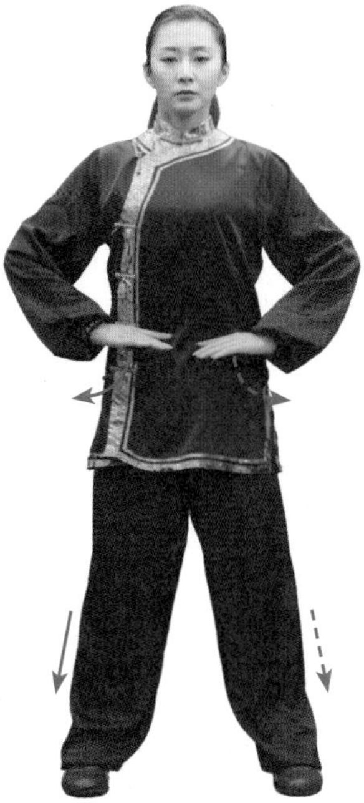

图12
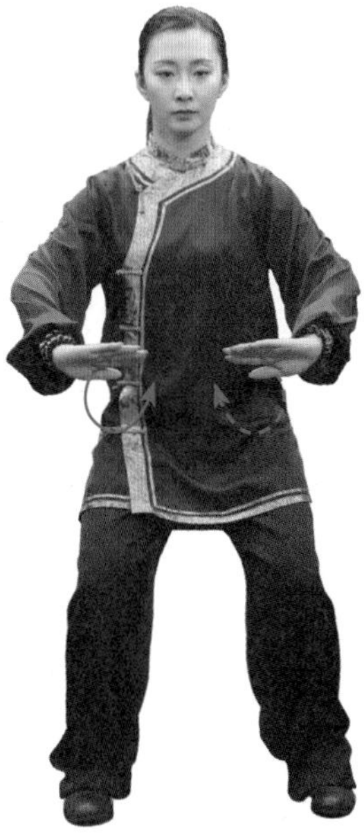

图9

两掌缓缓上托，与膻中穴同高，配合吸气。

图10

两掌内翻至掌心向下。

图11

两掌缓缓下按至腹前，配合呼气。

图12

吸气，双手外翻前拨，双腿微屈，身体后坐，配合呼气。

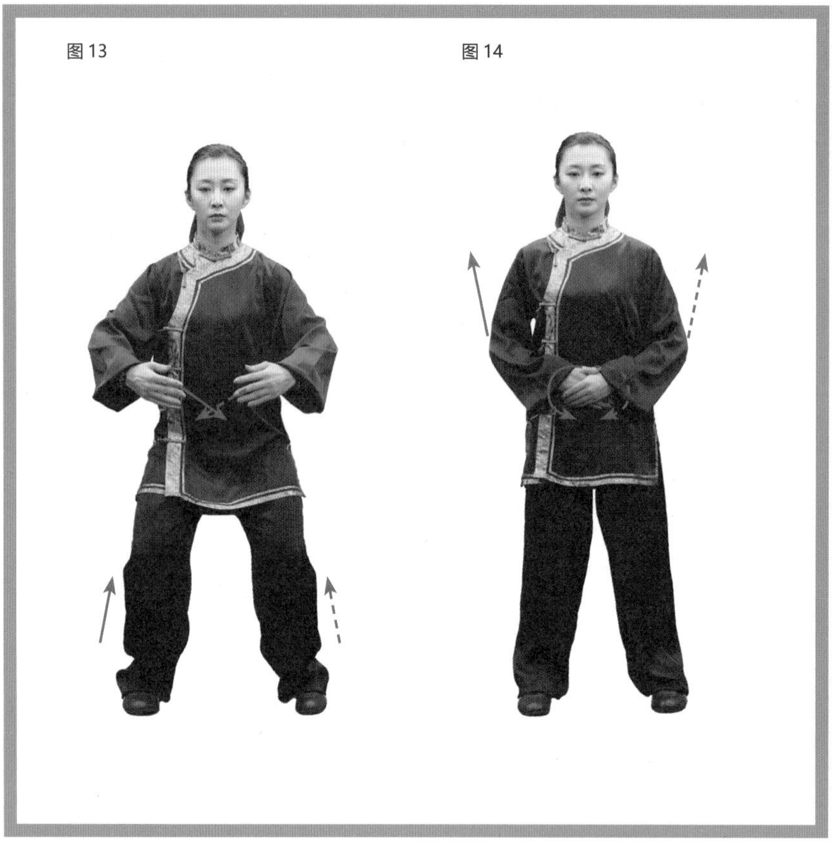

图 13　　图 14

图 13
两掌内翻至掌心向内。

图 14
两膝立起，两掌内收，虎口交叉相握轻覆肚脐，自然呼吸。（静养片刻，为下一个动作做准备。）

要求

（1）鼻吸鼻呼，自然呼吸。

（2）两掌上托时吸气，下按并向前拨出时呼气。

易错点

（1）两掌上托时，两肘向后，挺胸。

（2）两掌向前拨出时，挺胸凸腹。

（3）屈膝下蹲时，腰背部塌陷，膝盖超过脚尖且内扣。

（4）两掌轻覆肚脐静养时，两肘后夹，紧抱肚脐。

纠正

（1）两掌上托时，两肘向两侧平展，张肩含胸。

（2）两掌向前拨出时，身体后坐，掌向前撑。

（3）屈膝下蹲时，卷尾骨向下，保持腰背部竖直饱满，同时避免过度屈膝，膝盖与脚尖始终保持平齐。

（4）两掌轻覆肚脐静养时，两肘略外展，虚腋。

功效

（1）通过两掌的上托、下按、前拨、收拢，下肢的屈伸，以及呼吸的配合，可以协调人体内气的升、降、开、合，从而畅通全身气血。

（2）通过下肢的屈伸运动，可以增强膝关节功能。

1. 嘘字诀

口诀：双手解开肘后拉，转身插掌与肩平；

双目圆瞪随手走，身体扭至正侧方；

口吐嘘字泄浊气，肝气升发气血调；

收手原路回腰间，调息转身反向行。

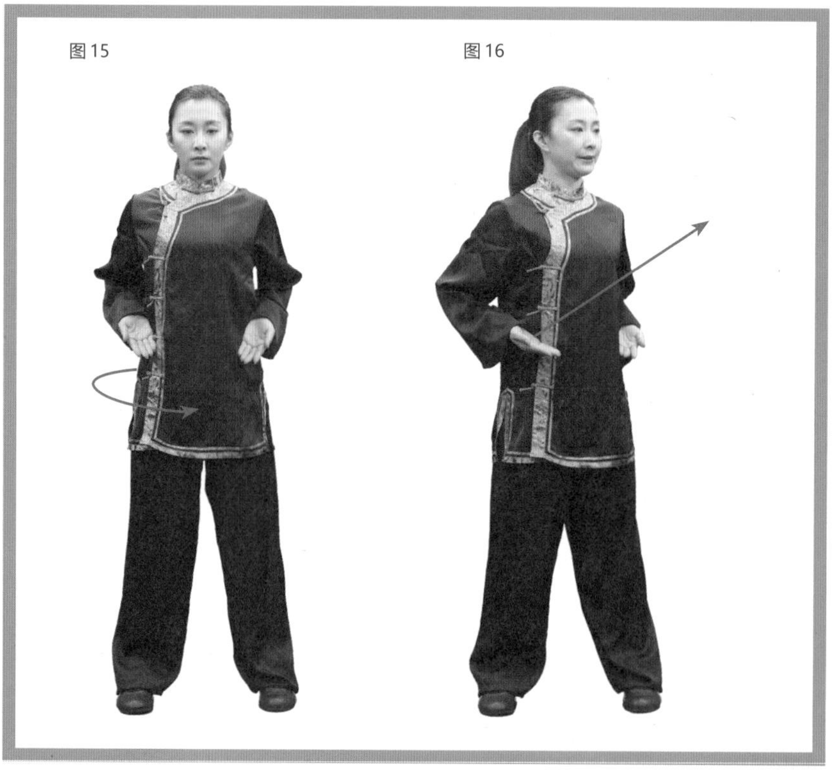

图15　图16

图15

两手松开，外旋上翻至掌心向上，小指外侧轻贴腰部，然后以肘带手后引至腰间，目视前下方，配合吸气。

图16、图17

两脚不动，身体左转，同时右掌向左上方穿出，约与肩同高，手臂与背成90°，口吐「嘘」字音（即配合呼气），两目渐渐圆睁，目视右掌伸出方向。

图17

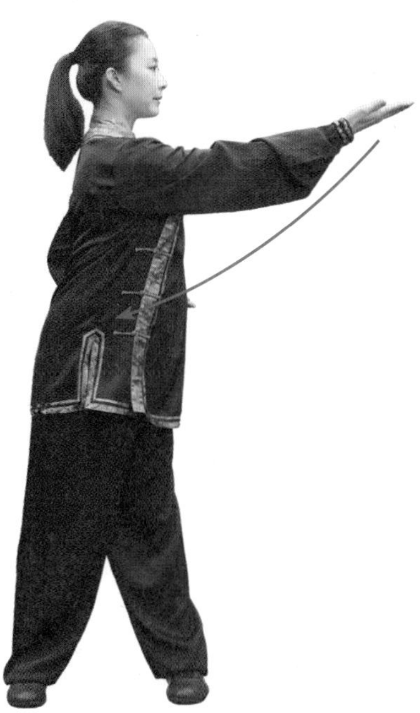

图18

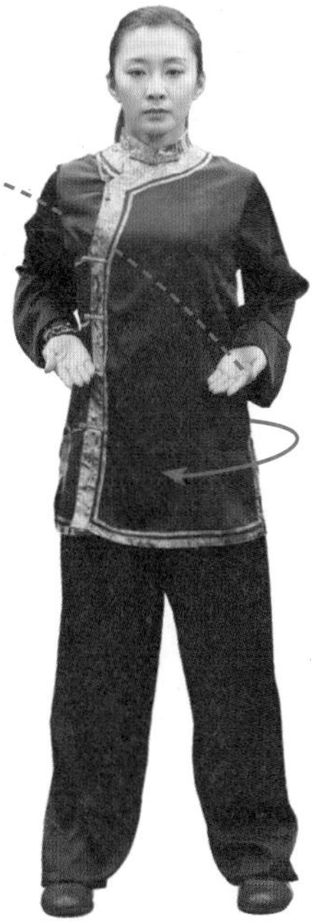

图19

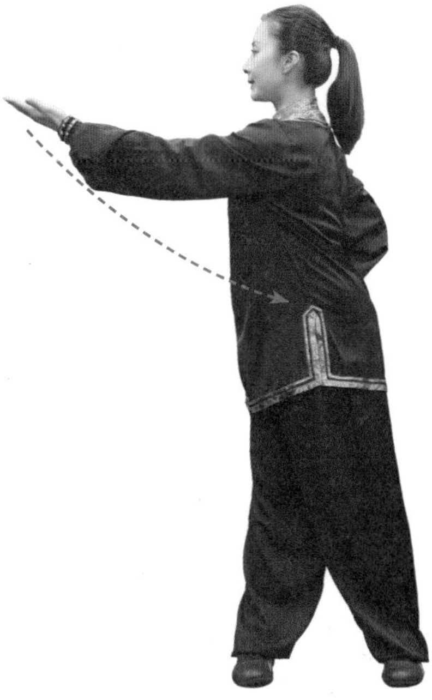

图20

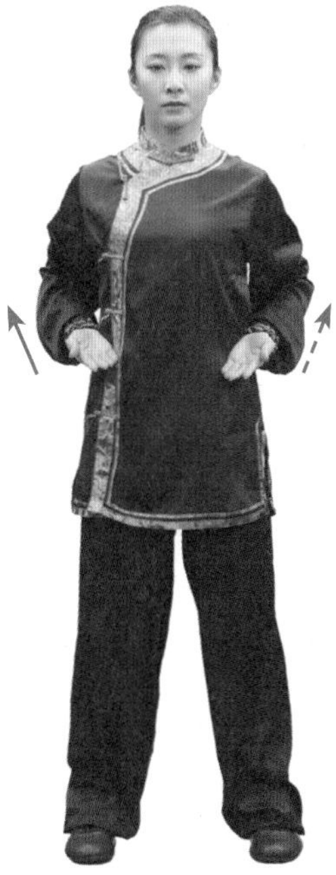

图18

右掌收回腰间，同时身体转正，目视前下方，配合吸气。

图19

身体右转，同时左掌向右上方穿出，约与肩同高，手臂与背成90°，口吐『嘘』字音（即配合呼气），两目渐渐圆睁，目视左掌伸出方向。

（图15—图19动作重复2遍，即左右穿掌各做3次，共吐『嘘』字音6次。）

图20

左掌收回腰间，同时身体转正，目视前下方。（调整呼吸，为下一个动作做准备。）

要求

图 21

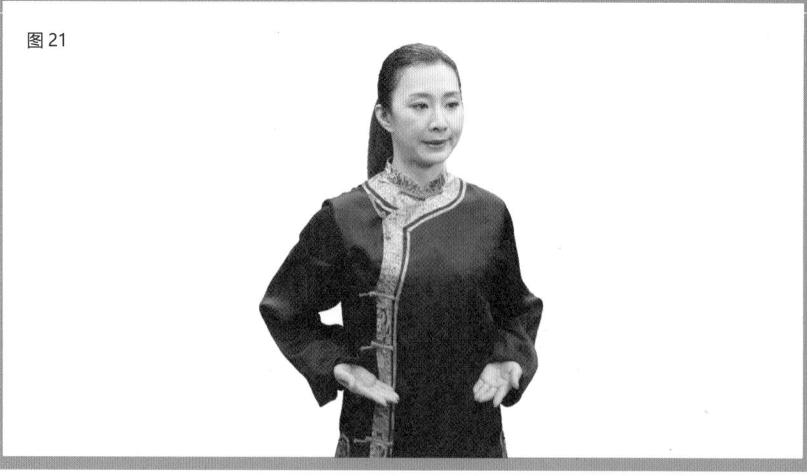

（1）“嘘”字吐气法：“嘘”字音（xū）属牙音。发音时的口型为双唇微合，嘴角横绷，槽牙上下平对且中间留有缝隙，舌尖向内微缩，将气从槽牙间、舌两边的空隙中呼出体外，发出“嘘”声。

（2）鼻吸口呼。收掌时以鼻吸气，穿掌时以口呼气（即口吐“嘘”字音），保持动作与呼吸协调一致。

（3）手肘后拉，与手掌前伸形成相对力。

易错点

（1）穿掌与吐气不协调。

（2）穿掌时手指向斜前方。

（3）左、右转体时，身体重心前倾或后坐。

纠正

（1）穿掌与吐气要同时进行，协调一致。

（2）穿掌时手指应指向左（右）侧。

（3）转体时，两脚不动，身体保持直立并做水平旋转。

功效

嘘字诀五行属木，对应肝，可以平肝气，改善肝肿大、食欲不振、两目干涩、头晕目眩等症状。

（1）通过口吐“嘘”字音，可以呼出肝内的浊气，起到调理肝脏的作用。

（2）两目圆睁，起到明目的功效。

（3）两掌从腰间向对侧穿出，一左一右，交替练习，外导内行，使肝气升发，调和气血。

（4）身体的左右旋转，不仅可使腰部及膝关节得到锻炼，增强人体腰部力量和膝关节功能，还可使腹内脏腑组织得到挤压，促进消化功能。

2. 呵字诀

口诀：屈膝半蹲缓插掌，双手相靠脐前合；
起身捧掌至胸前，抬肘转腕指向下；
口吐呵字泄浊气，调理心肾去心火；
脐前下蹲掌外拨，转腕捧手复再行。

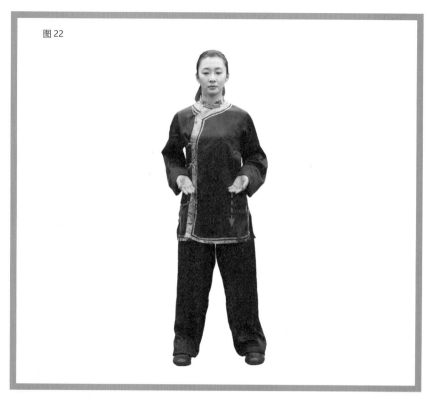

图 22

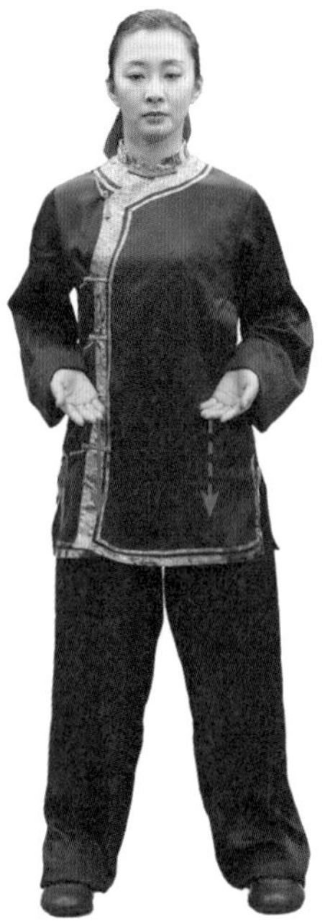

图 22
两臂后引，两掌小指外侧轻贴腰部，指尖朝向斜下方，目视前下方，配合吸气。

图23

屈膝下蹲，同时两掌缓缓向前下约45°方向插出，至膝上方，两臂微屈，目视两掌，配合呼气。

图24

屈肘收臂，两掌小指外侧相靠，掌心向上，成『捧掌』，目视两掌心。

图25

双腿伸直，同时屈肘，使两掌捧至胸前，掌心向内，手与下颌同高，目视前下方，配合吸气。

图26

两肘外展打开，与肩同高，两掌内翻，掌背相靠，指尖向下。

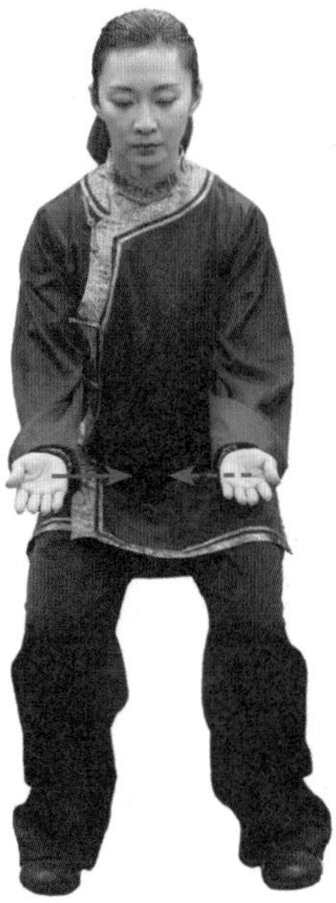

图23

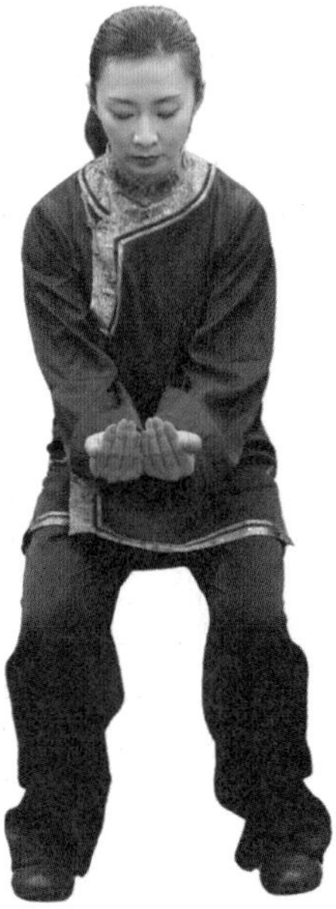

图24

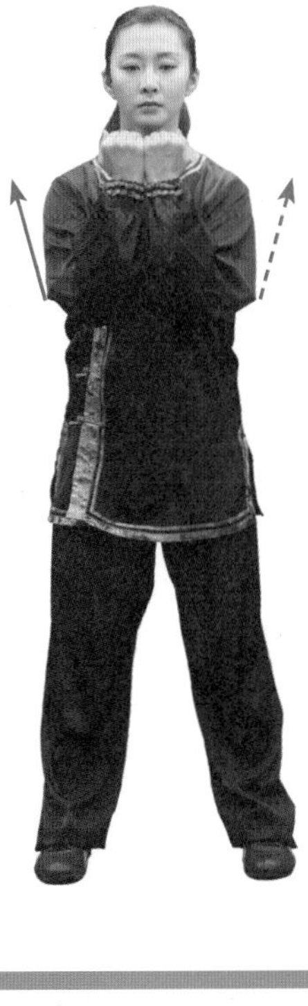

图25

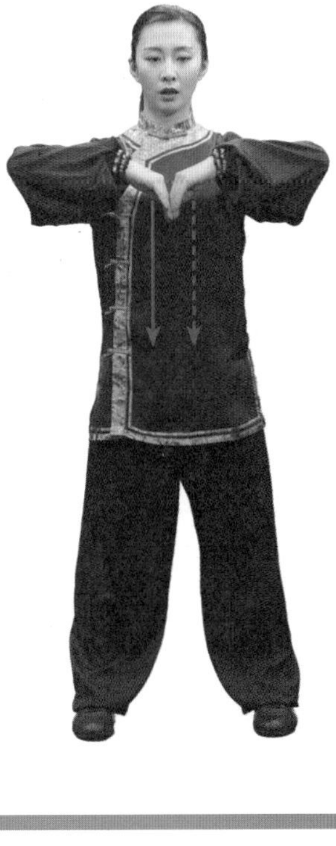

图26

图 27

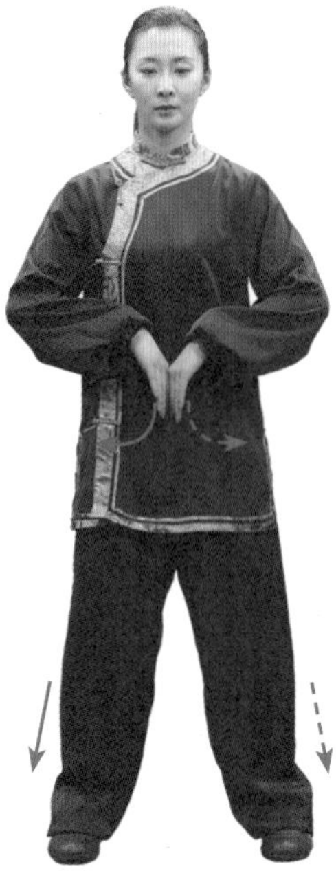

图 28

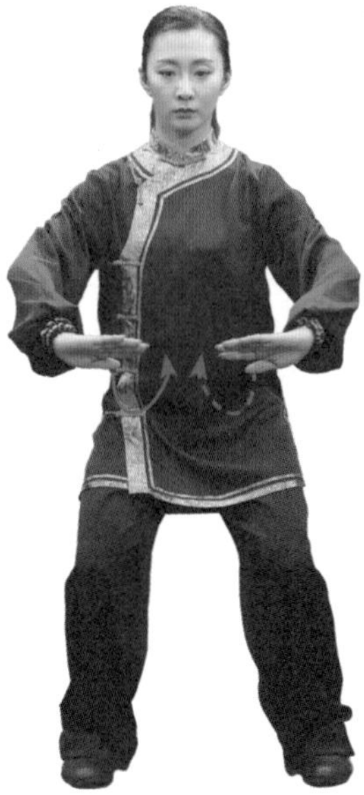

图 29

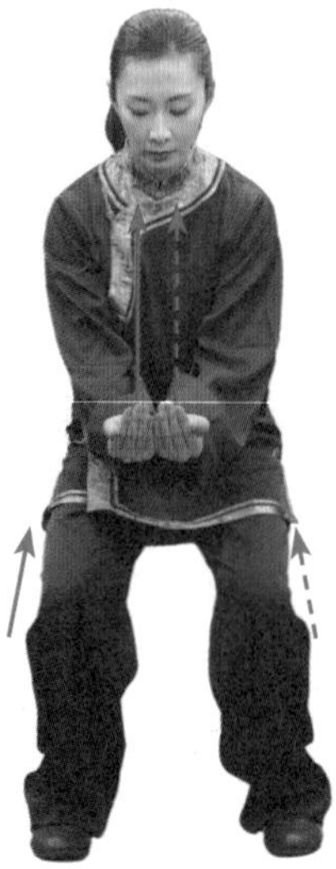

图 30

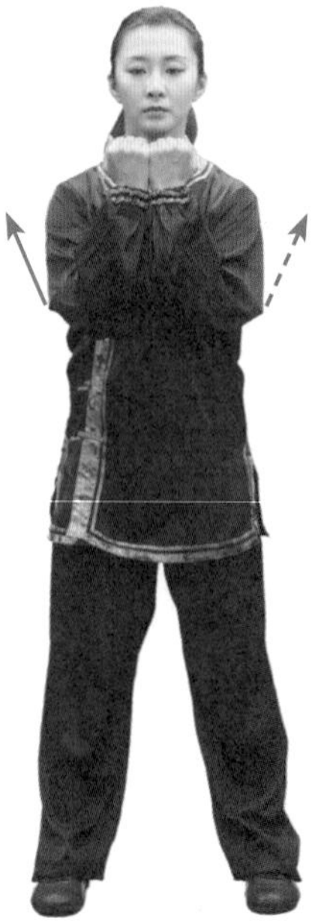

图 27

两掌下插至腹前，下插过程中口吐「呵」字音（即配合呼气）。

图 28

吸气，屈膝下蹲，同时双手分开外翻，掌心斜向下，然后缓缓向前拨出，配合呼气。

图 29

两掌外旋内翻至掌心向上，屈肘收臂至两掌小指外侧并拢，成「捧掌」，目视两掌心。

图 30

双腿伸直，同时屈肘，使两掌捧至胸前，掌心向内，两手约与下颌同高，目视前下方，配合吸气。

图 31

两肘外展打开，与肩同高，两掌内翻，掌背相靠，指尖向下。

图 32

两掌下插至腹前，下插过程中口吐『呵』字音（即配合呼气）。

（图 28—图 32 动作重复 4 遍，共吐『呵』字音 6 次。调整呼吸，为下一个动作做准备。）

图 31

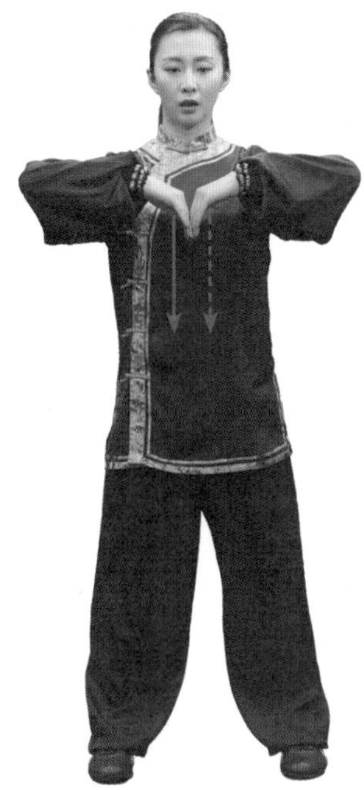

图 32

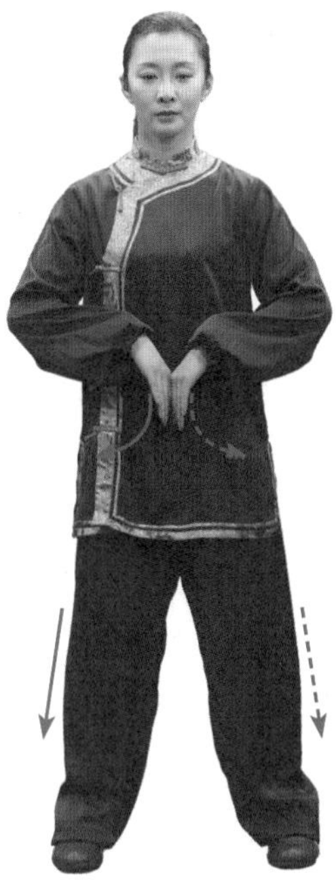

要求

图 33

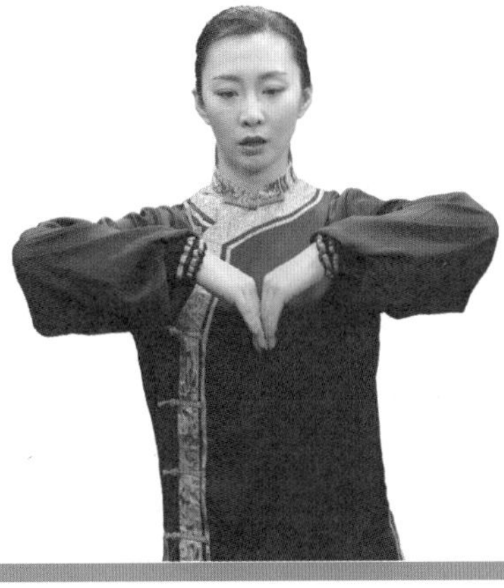

（1）“呵”字吐气法：“呵”字音（hē）属舌音，发音时的口型为两唇和牙齿半张，舌头稍微后缩，轻抵下齿，舌面下压，气从舌与上腭之间缓缓呼出体外。

（2）捧掌时以鼻吸气，插掌时以口呼气（即口吐“呵”字音），外拨时呼气但不发音。

易错点

（1）屈肘捧掌时，挺胸抬头。

（2）插掌时，手臂僵直。

纠正

（1）屈肘捧掌时，低头含胸。

（2）插掌时，大臂根贴肋骨，手臂放松，自然弯曲。

功效

呵字诀五行属火，对应心，可以补心气，改善心悸、心绞痛、失眠、健忘、盗汗、口舌糜烂、舌僵语塞等症状。

（1）通过口吐“呵”字音，可以呼出心内的浊气，疏通心经，起到调理心脏功能的作用。

（2）通过捧掌上升、翻掌下插动作的导引，可使肾水上升，制约心火，心火下降，温润肾水，达到心肾相交、水火既济，调理心、肾功能的作用。

（3）通过捧掌、翻掌、插掌、拨掌，以及肩、肘、腕、指各个关节柔和连续地屈伸旋转运动，不仅可增强人体上肢关节的柔韧性、功能的协调性，还可防治中老年人的上肢骨关节退化等。

3. 呼字诀

口诀：掌心内翻对肚脐，起身收手与腹靠；
屈膝外撑圆弧状，掌心肚脐皆等距；
口吐呼字泄浊气，肠道蠕动调脾胃；
吸气双手向内合，呼气发声掌外撑。

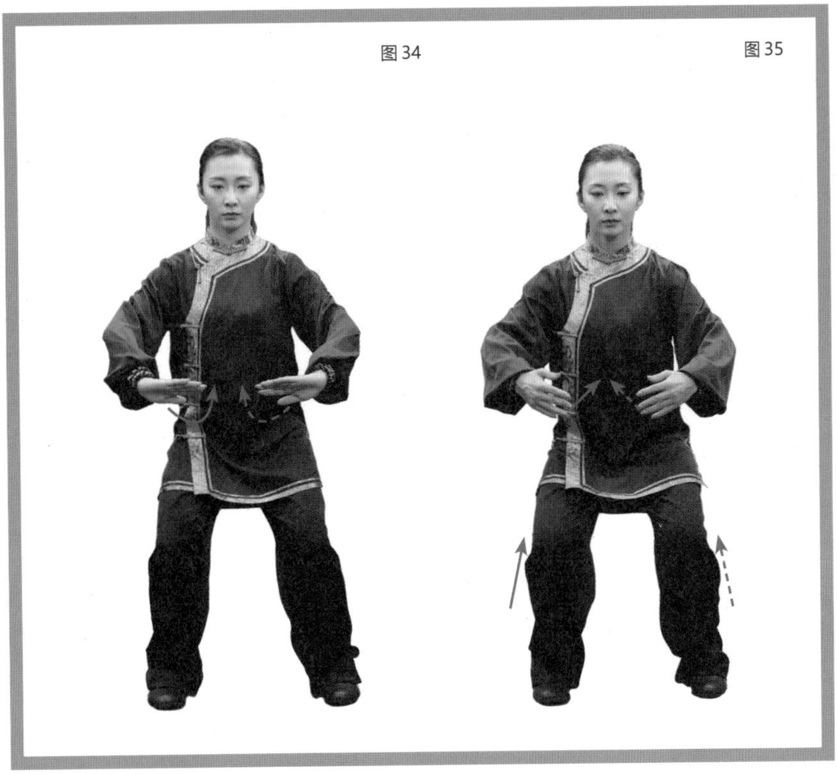

图34 吸气，屈膝下蹲，同时双手外翻至掌心斜向下，然后缓缓向前拔出，目视前下方，配合呼气。

图35 两掌翻掌心向内，指尖斜相对，十指自然张开。

图 36

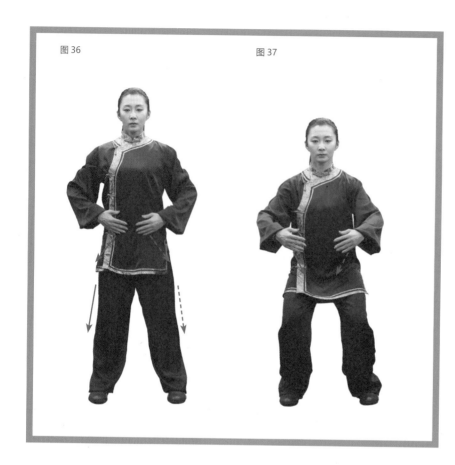

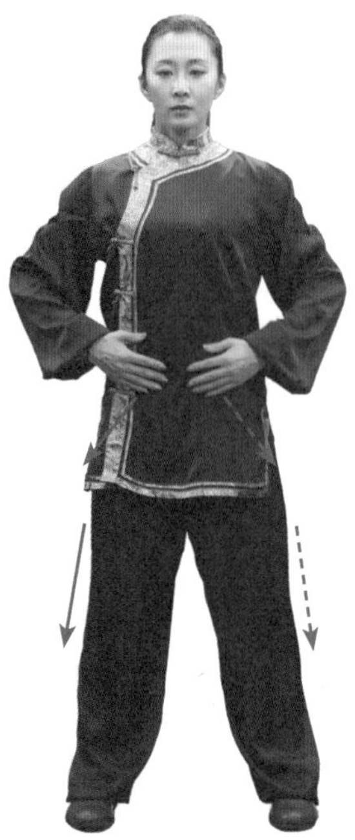

图 37

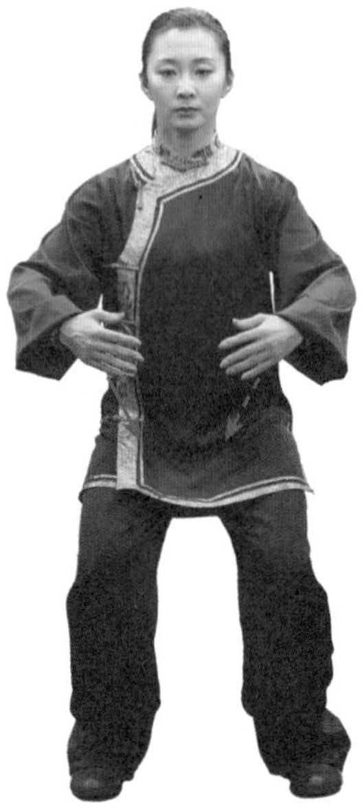

图 36

双腿伸直，两掌收至肚脐前约 10 厘米处，配合吸气。

图 37

再次屈膝下蹲，两掌向外撑开，两掌心间距与掌心至肚脐距离保持相等，口吐「呼」字音（即配合呼气）。

（图 36、图 37 动作重复 5 遍，共吐「呼」字音 6 次。调整呼吸，为下一个动作做准备。）

要求

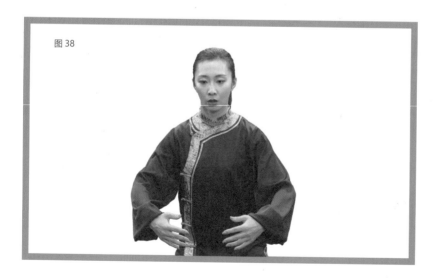

图 38

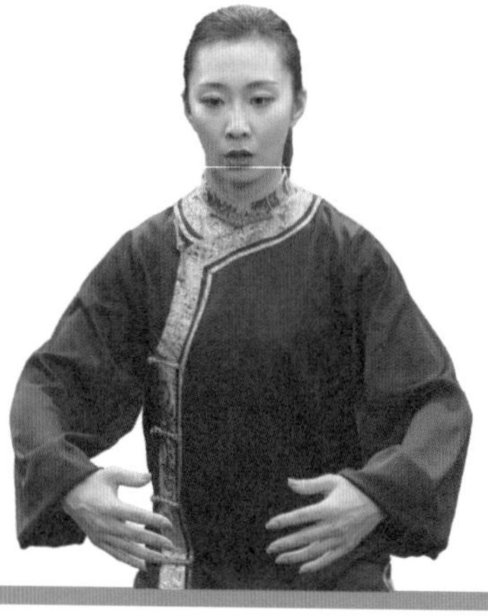

（1）“呼”字吐气法：“呼”字音(hū)属喉音。发音时的口型为嘬口，舌体稍微下沉，两侧上卷，用力前伸，气从喉出，然后在口腔中形成一股中间气流，经嘬圆的口唇呼出体外。

（2）两掌收拢时以鼻吸气，两掌外撑时以口呼气（即口吐“呼”字音）。

易错点

（1）两掌内拢时吸气，肩膀上耸。

（2）两掌外撑时挺腰凸腹。

纠正

（1）两掌内拢时，手臂发力，肩部放松下沉。

（2）两掌外撑时，臂掌外撑，身体后坐，手和腰运动方向相反。

功效

呼字诀五行属土，对应脾，可以培脾气，改善腹胀、腹泻、四肢疲乏、食欲不振、肌肉萎缩、皮肤水肿等症状。

（1）通过口吐“呼”字音，可以呼出脾胃之浊气，从而疏通脾经，调理脾胃功能。

（2）通过两掌与腰腹之间的开合动作，以及呼吸的配合，可促进人体内部脏器蠕动，从而改善消化系统的功能。

4. 呬字诀

口诀：手掌下落心向上，起身上托同乳高；
落肘夹肋展肩锁，松肩推掌膝下蹲；
口吐呬字泄浊气，调理肺脏促代谢；
两掌外旋朝胸前，起身内收复再行。

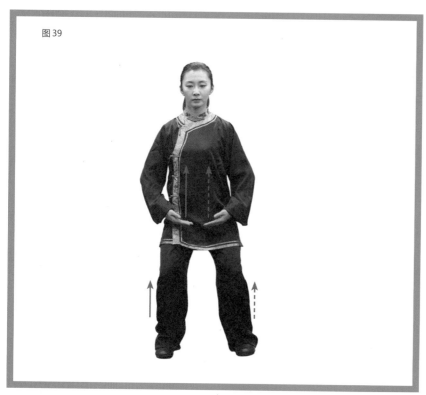

图 39

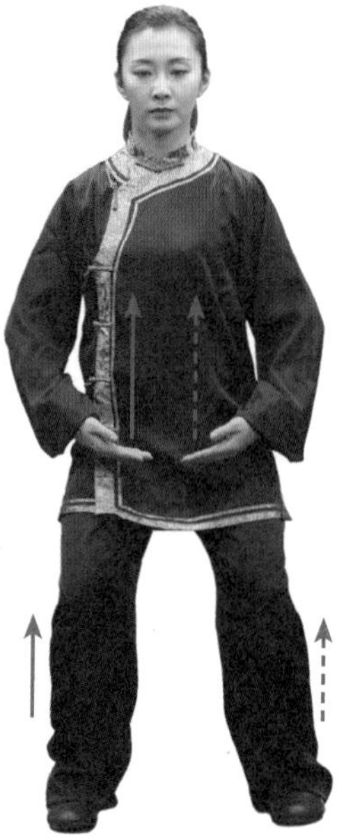

图 39 手臂垂落，两掌于腹股沟前外旋至掌心向上，十指相对，目视前下方。

图 40

双腿伸直，两掌缓缓上托至胸前，约与膻中穴同高，配合吸气。

图 41

落肘夹肋，两手转掌根向下立于肩前，掌心相对，指尖向上，配合呼气。

图 40

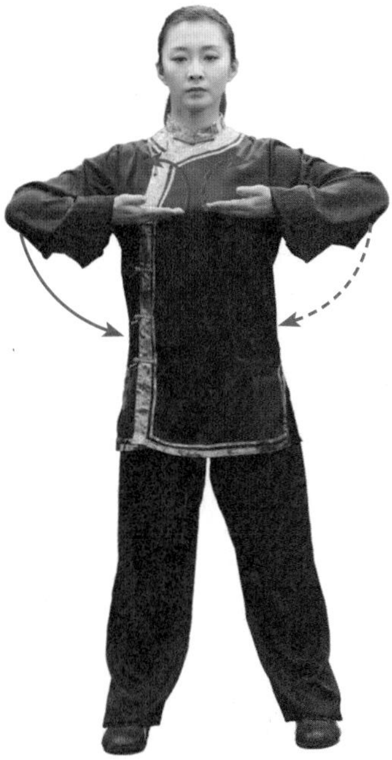

图 41

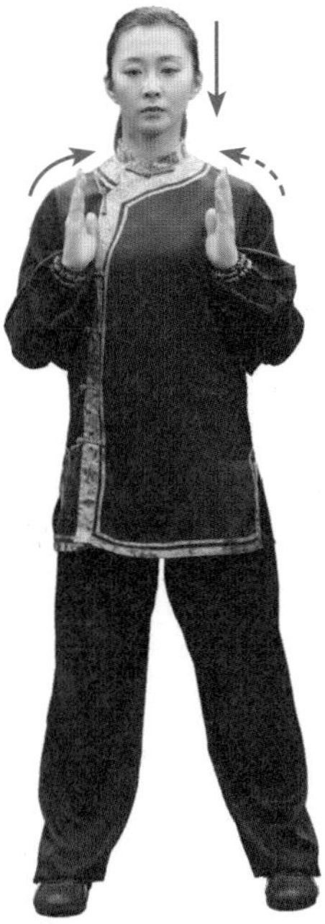

图 42

两肩胛骨向脊柱靠拢，展肩扩胸，藏头缩项，目视斜上方，配合吸气。

图 43

屈膝下蹲，松肩伸项，转掌心向前亮掌，两掌前推，口吐「呬」字音（即配合呼气），目视前下方。

图 42

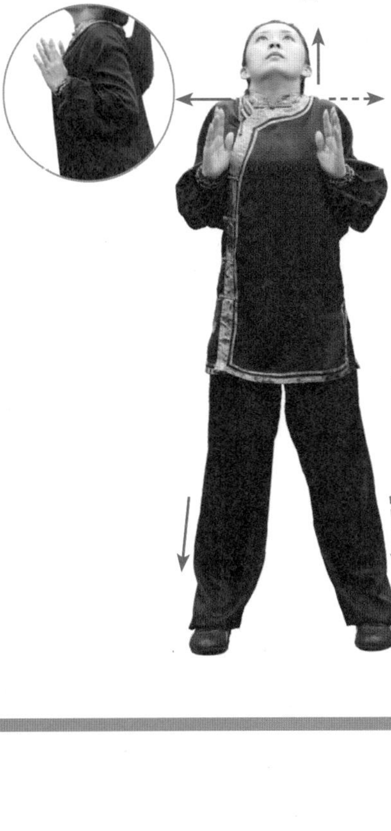

图 43

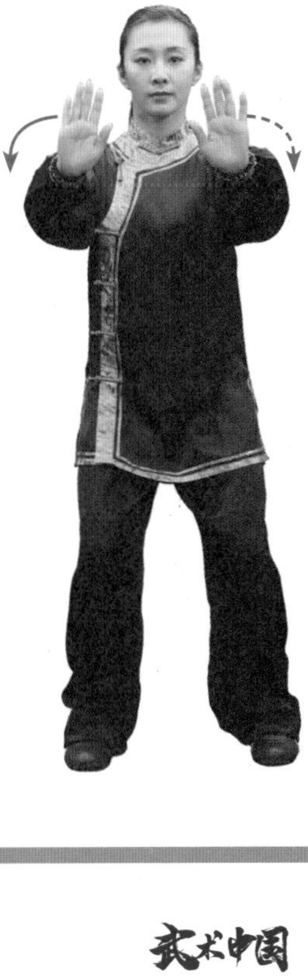

图 44

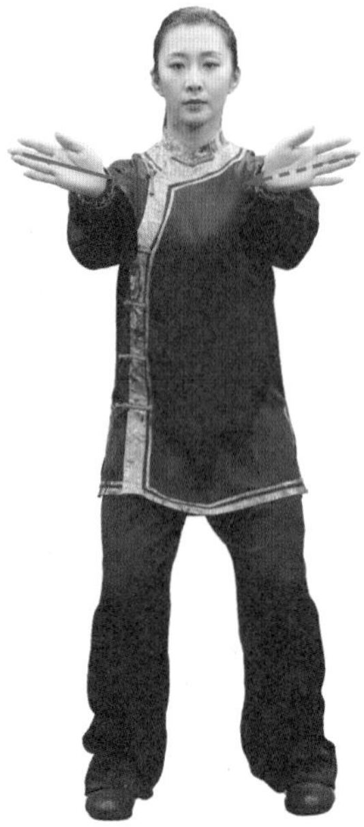

图 45

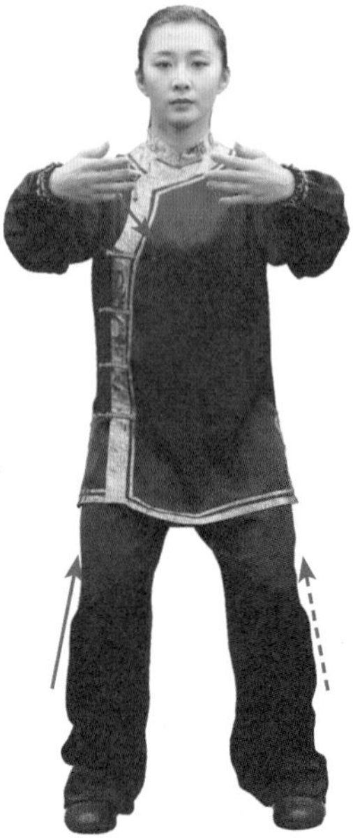

图 46

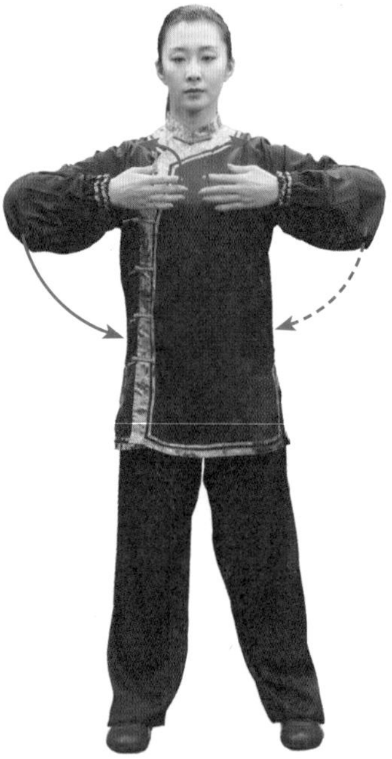

图 47

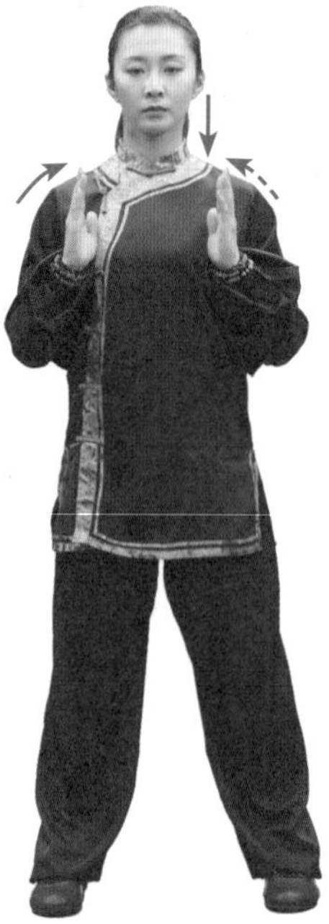

图 44

屏息，两掌手腕外旋。

图 45

屈腕转掌心向内，指尖相对，约与肩同宽。

图 46

两腿伸直，屈肘，两掌收至胸前，配合吸气。

图 47

落肘夹肋，两手转掌根向下立于肩前，掌心相对，指尖向上，配合呼气。

图48

两肩胛骨向脊柱靠拢，展肩扩胸，藏头缩项，目视斜上方，配合吸气。

图49

屈膝下蹲，松肩伸项，转掌心向前亮掌，两掌前推，口吐『呬』字音（即配合呼气），目视前方。

（图44—图49动作重复4遍，共吐『呬』字音6次。调整呼吸，为下一个动作做准备。）

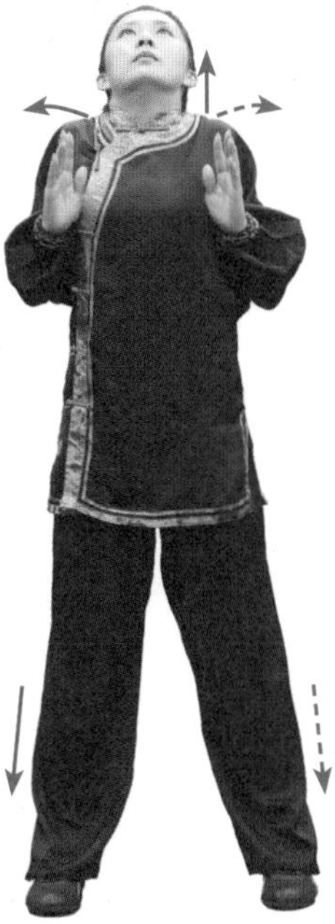

图48

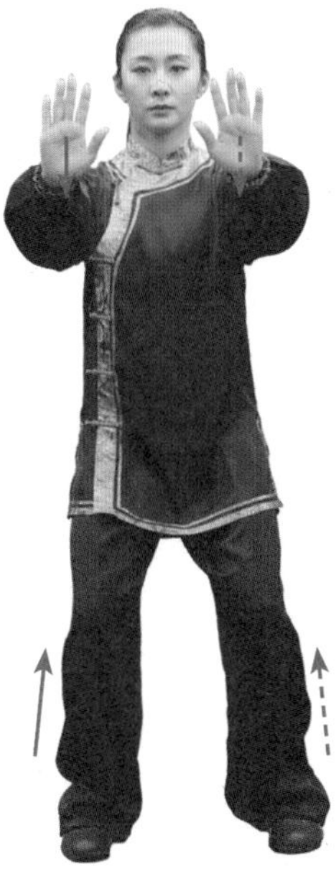

图49

要求

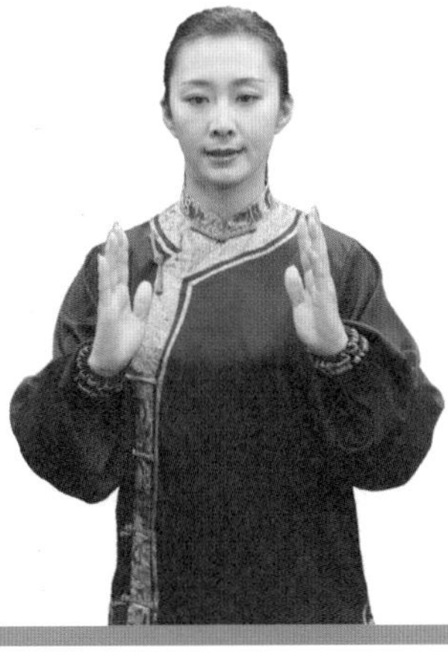

图50

（1）“呬”字吐气法：“呬”字音（关于“呬”发音尚有争议，这里发“sī”）属齿音。发声时的口型为双唇微张，上下门牙对齐，舌抵下齿根部，气从齿间呼出体外。

（2）手掌收拢时以鼻吸气，向前推掌时以口呼气（即口吐“呬”字音）。

易错点

（1）立掌、展肩扩胸、藏头缩项同时完成。

（2）藏头缩项时，头后仰，肩部展开不充分。

纠正

（1）先立掌肩前，后展肩扩胸，再藏头缩项。

（2）藏头缩项时，下颌略内收，肩胛骨内收，展肩扩胸。

功效

呬字诀五行属金，对应肺，可以补肺气，疏通肺经，泄出肺之浊气，调理肺脏功能。

（1）通过口吐“呬”字音，可以呼出肺内的浊气，从而起到调理肺脏功能的作用。

（2）通过立掌展肩、松肩推掌、藏头缩项动作的练习，可以刺激颈部、肩部和背部周围的穴位，有效缓解颈、肩、背部的肌肉和关节疲劳，防治颈椎病、肩周炎和背部肌肉劳损等病症。

5. 吹字诀

口诀：松腕伸掌指向前，两臂外开再内旋；
掌心体后抵腰眼，贴身下滑臂上摆；
口吐吹字泄浊气，调理肾脏壮精气；
起身收掌抱腹前，后摩带脉再发声。

图51

双腿伸直，松腕伸掌，指尖向前，掌心向下，肩下沉，目视前下方。

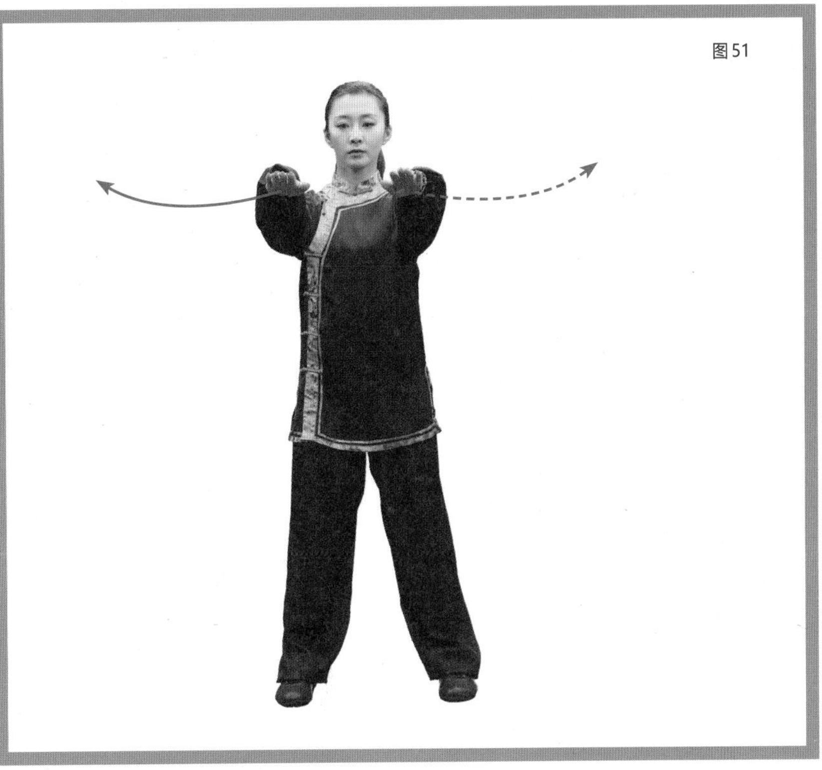

图51

图 52

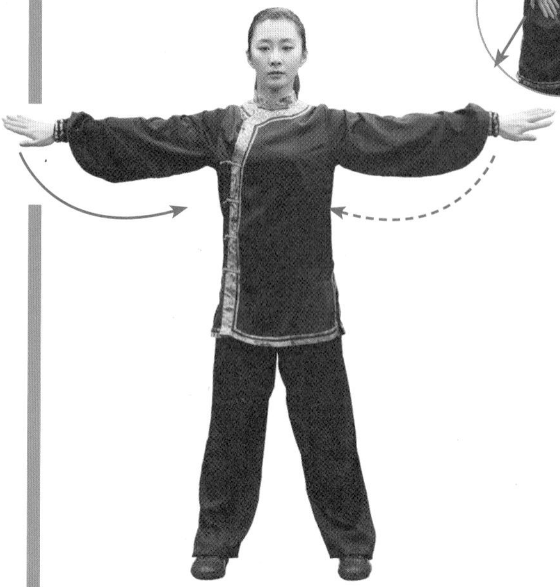

图 53

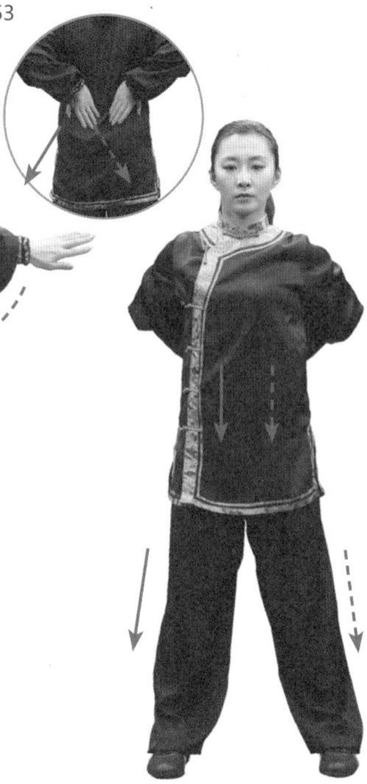

图 54

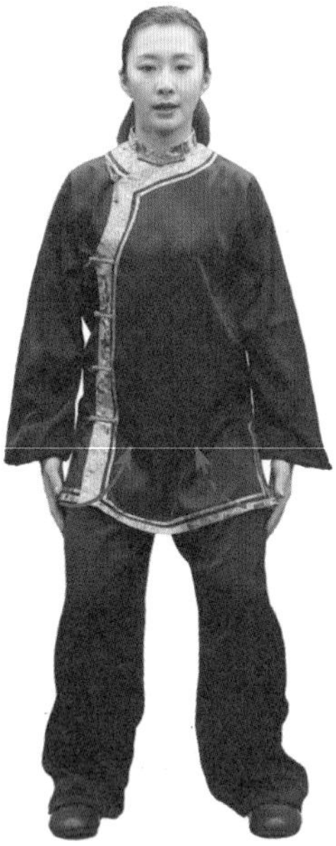

图 55

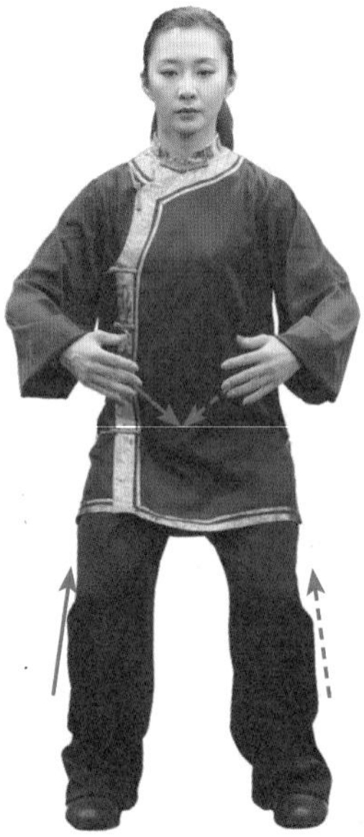

图 52、图 53

两臂于身体两侧打开侧平举，两掌心斜向后，指尖向外，两臂后摆，使两掌掌心贴腰眼，指尖斜向下，配合吸气。

图 54

屈膝下蹲，双手沿腰骶、两腿外侧下滑，口吐「吹」字音（即配合呼气）。

图 55

屈肘提臂，两手抱于腹前，掌心向内。

图 56

双腿伸直，两掌收至腹部并轻抚，指尖斜向下，虎口相对，配合吸气。

图 57

两掌沿带脉摩运至后腰部，掌心贴腰眼，指尖斜向下。

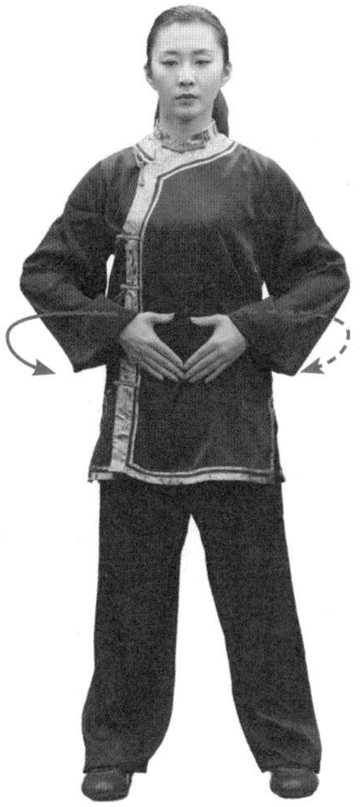

图 56

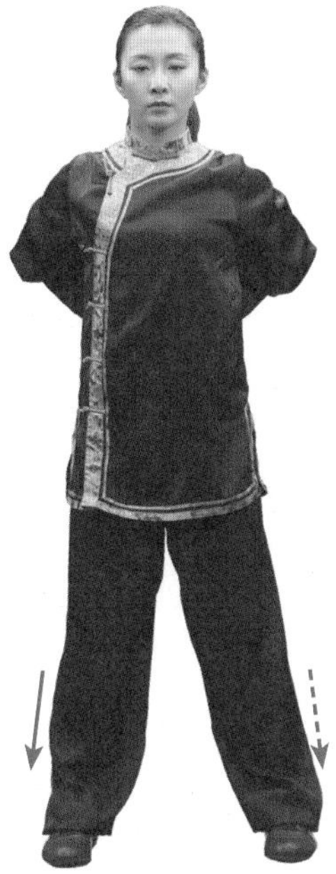

图 57

图 58

屈膝下蹲，双手沿腰骶、两腿外侧下滑，口吐『吹』字音（即配合呼气）。

图 59

屈肘提臂，两手抱于腹前，掌心向内。

（图 56—图 59 动作重复 4 遍，共吐『吹』字音 6 次。调整呼吸，为下一个动作做准备。）

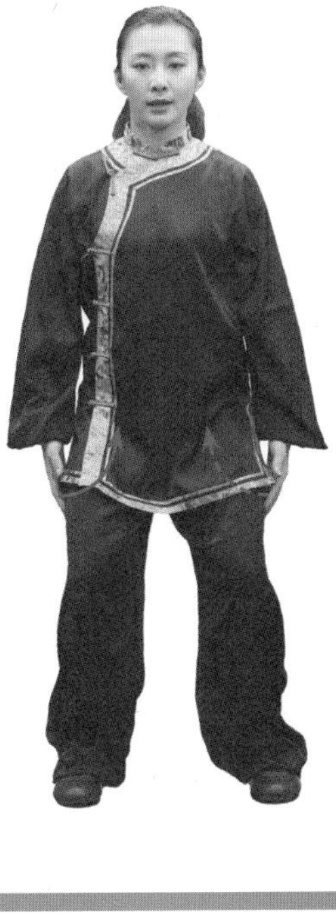

图 58

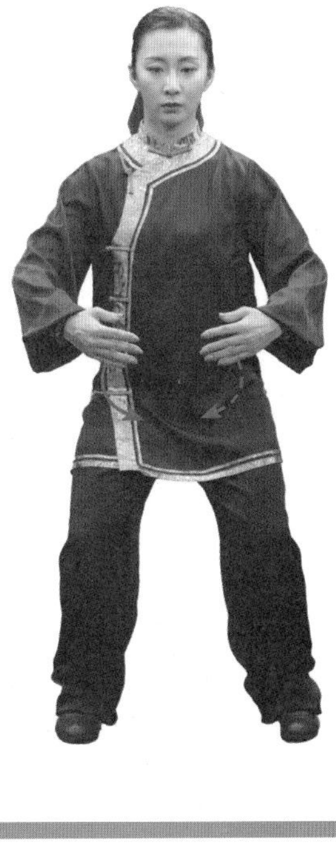

图 59

要求

图 60

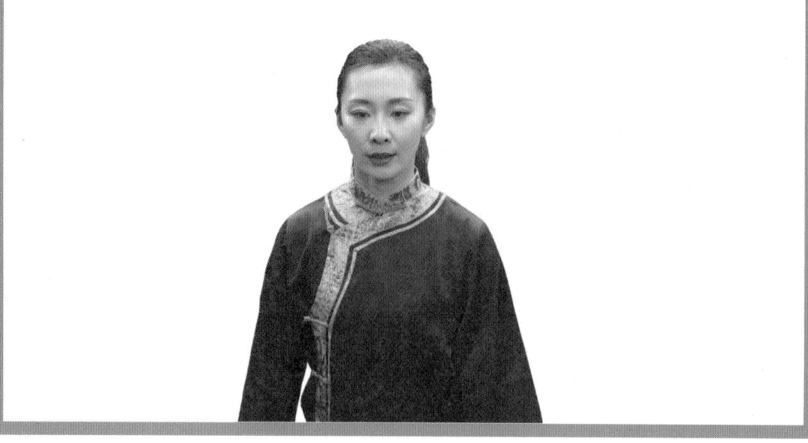

（1）“吹”字吐气法：“吹”字音（chuī）属唇音。发声时的口型为嘬口，先将舌尖轻触上齿内侧，两唇和牙齿微张，发 ch 音；再轻闭合双唇，舌尖放平发 u 音；最后舌体、嘴角后引，槽牙相对，两唇向两侧拉开收紧，发 i 音。三步练起来发 chui 音，气从喉出，后经舌两边绕舌下，再经唇间缓缓呼出体外。

（2）两掌收至腹部及沿带脉摩运时以鼻吸气；两掌沿腰骶、两腿外侧下滑时以口呼气（即口吐“吹”字音）。

易错点

（1）两掌沿腰骶、两腿外侧下滑时，动作僵硬不自然。

（2）手臂环抱于腹前时架肘。

纠正

（1）两掌下滑时，自然松垂，体会滑落感。

（2）手臂环抱于腹前时，肩肘放松，肘外侧自然斜向下。

功效

吹字诀五行属水，对应肾，可以缓解腰膝酸软，改善盗汗遗精、早泄等症状。

（1）通过口吐“吹”字音，可以呼出肾内的浊气，起到调理肾脏功能的作用。

（2）“腰为肾之府”，肾气的盛衰与腰部功能的强弱息息相关。本动作中，通过两手对腰腹部的摩按，可起到壮腰健肾和防衰老的作用。

6. 嘻字诀

口诀：手掌下落腹前抱，手心外翻眼看掌；

起身提肘臂外展，收臂下蹲掌下按；

口吐嘻字泄浊气，调理三焦通元气；

脐前外开至胯旁，收臂相合于腹前。

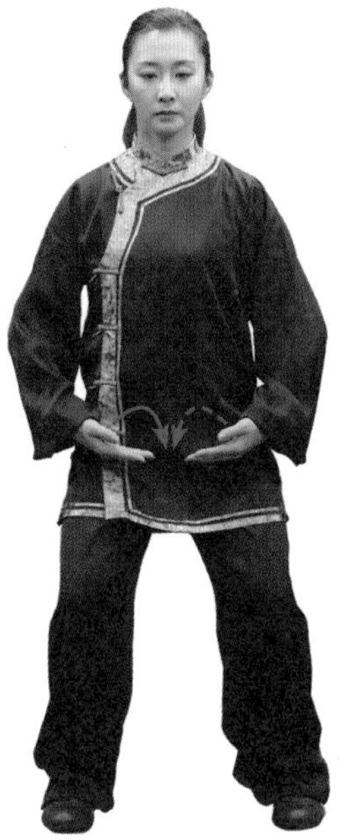

图61

图 61

手臂下落，两掌落于腹股沟前，掌心向上，目视前下方。

图62

屏息，两掌内旋外翻，掌背相靠，掌心向外，指尖向下，目视两掌。

图63

双腿伸直，提肘带手，使双手上提至胸前，目视前下方，配合吸气。

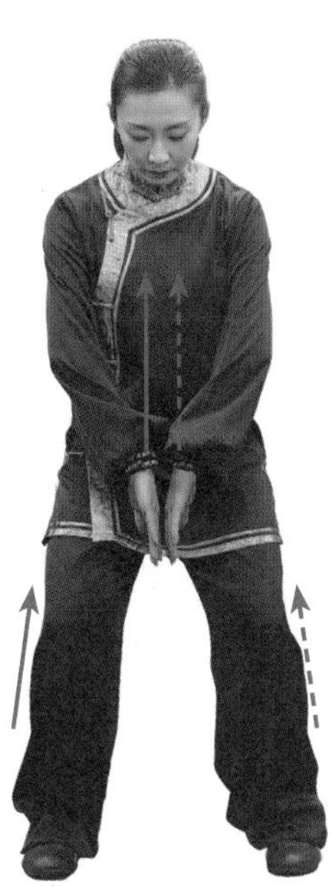

图 62

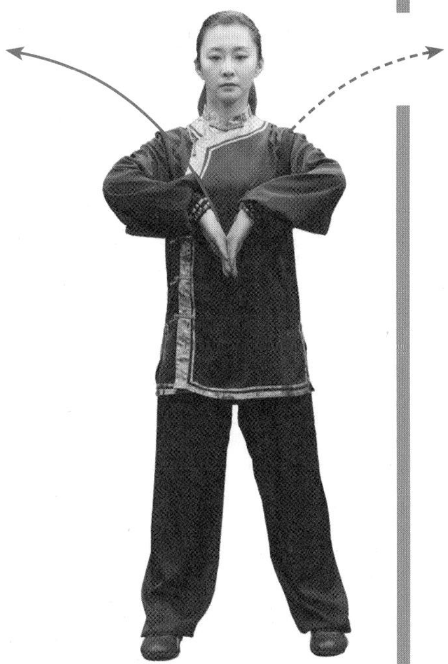

图 63

图64

双手继续上提至面前，然后分掌、外开、上举，两臂呈弧形，掌心斜向上，目视前上方45°，继续配合吸气。（从双手上提开始吸气，到此动作结束。）

图65

屏息，屈肘，两手内收至胸前，臂与肩同高，指尖相对，掌心向下，目视前下方。

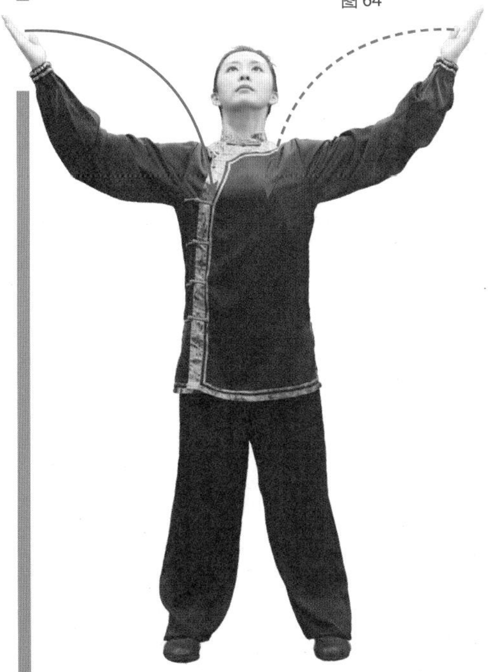

图 64

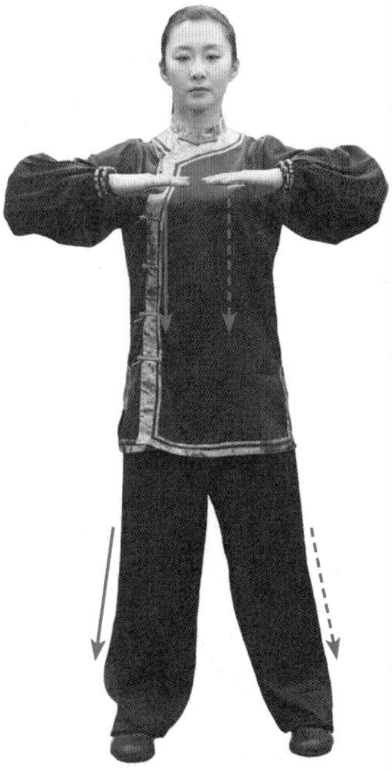

图 65

图 66

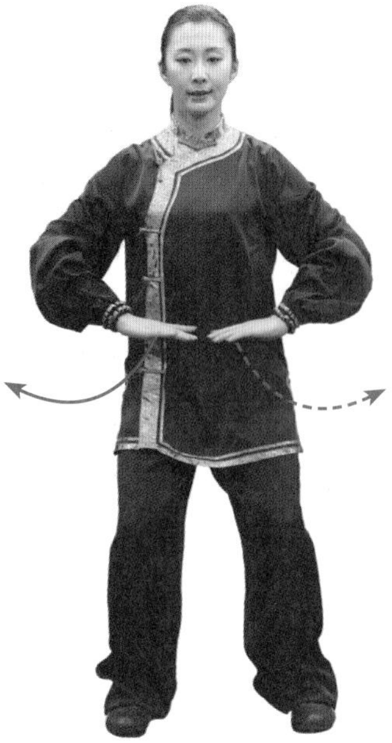

图 67

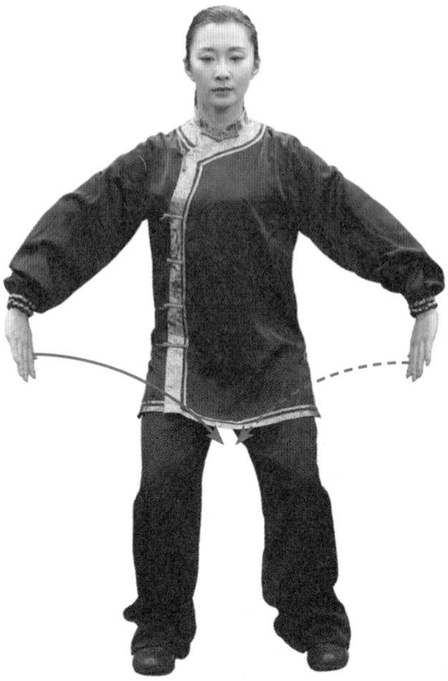

图 68

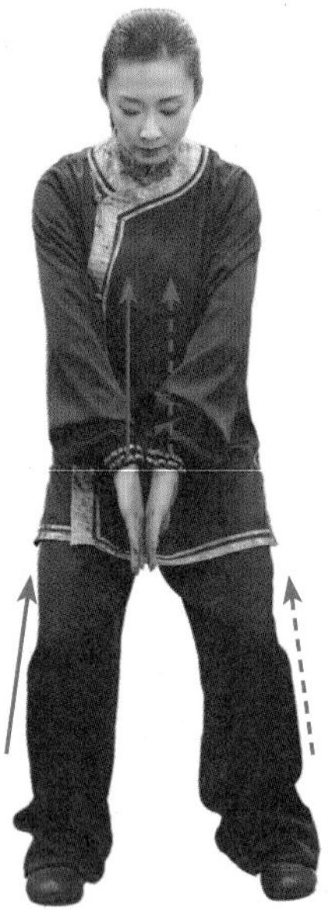

图 69

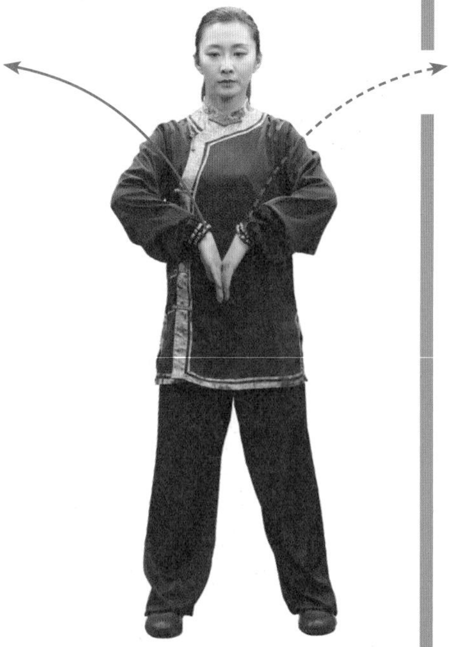

图 66、图 67

屈膝下蹲，双手下按至腹前，然后外开至髋旁 15 厘米处，掌心向外，指尖向下，口吐『嘻』字音（即配合呼气）。

图 68

收手臂夹向身体中线，双臂伸直，两掌掌背相靠合于小腹前，掌心向外，指尖向下，目视两掌。

图 69

双腿伸直，提肘带手，双手上提至胸前，配合吸气。

图70

双手继续上提至面前，然后分掌、外开、上举，两臂呈弧形，掌心斜向上，目视前上方45°，继续配合吸气。（从双手上提开始吸气，到此动作结束。）

图71

屏息，屈肘，两手内收至胸前，臂与肩同高，指尖相对，掌心向下，目视前下方。

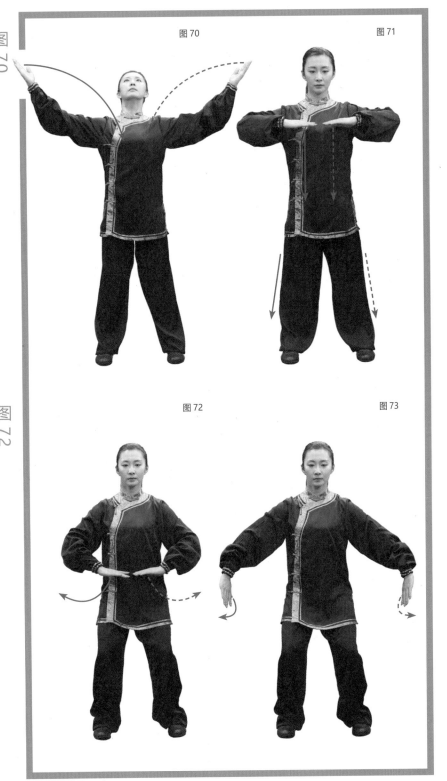

图70

图71

图72

屈膝下蹲，双手下按至腹前，然后外开至髋旁15厘米处，掌心向外，指尖向下，口吐『嘻』字音（即配合呼气）。

图73

两掌向身体两侧打开，继续口吐『嘻』字音。（从双手下按开始口吐『嘻』字音，到此动作结束。）

（图68—图73动作重复4遍，共吐『嘻』字音6次。调整呼吸，为下一个动作做准备。）

图72

图73

要求

图 74

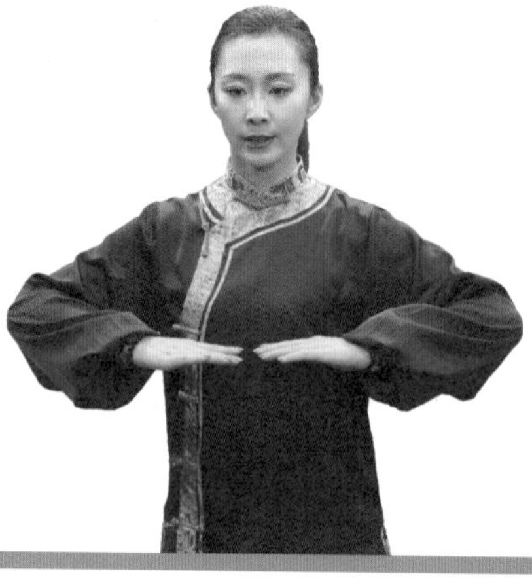

（1）“嘻”字吐气法：“嘻”字音（xī）属牙音。发声时口型为两唇微张，舌稍后缩，舌尖轻抵下齿，嘴角略后引并上翘，有喜笑之貌，气经槽牙边的空隙呼出体外。

（2）提掌、分掌、外展、上举时以鼻吸气，合肘至胸前时屏息，两掌从胸前下按、松垂、外开时以口呼气（即口吐“嘻”字音）。

（3）寻找两掌于身体两侧外撑时的拉力。

易错点

（1）由“吹”字诀进入“嘻”字诀时，即两掌自然垂落于腹股沟前时，直膝起身。

（2）手臂向上打开时大臂过高。

纠正

（1）两掌自然垂落时，仍旧保持屈膝姿势。

（2）手臂向上打开时，保持大臂与肩膀平行，肩关节稳定，手肘外开。

功效

嘻字诀主三焦，三焦总领人体的五脏六腑，经络，内外、上下之气，可以疏通少阳经脉，调理上、中、下三焦，调畅全身气机，且改善三焦不畅引起的眩晕、耳鸣、胸闷等症状。

（1）通过口吐“嘻”字音，可疏通少阳经脉、三焦之气，从而调和全身气机。

（2）通过提手、分掌、外开、上举和内合、下按、松垂、外开的动作，可以起到调和全身气血的作用。

收势

口诀：两手缓慢向外开，手腕外旋掌向前；
屈肘合抱调呼吸，旋腕直立手交叠；
肚脐为轴轻揉腹，六顺六逆引气归；
将气收归丹田处，放松身体再离去。

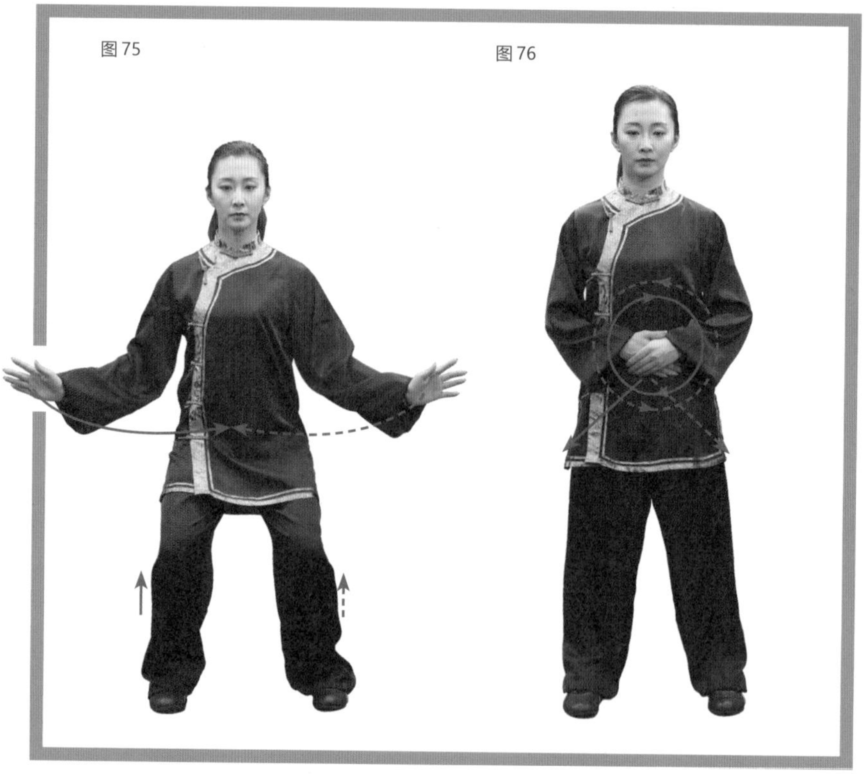

图75 两手外旋内翻，掌心向前，松肩坠肘，目视前下方。

图76 双腿伸直，虎口交叉相握并轻贴于肚脐，静养片刻。然后两掌以肚脐为中心揉按腹部，先顺时针6圈，后逆时针6圈，配合自然呼吸。

图77
两掌松开，两臂自然垂于体侧。

图78
重心右移，收回左脚，并步松静站立。
（做3组深呼吸，放松身体，结束练功。）

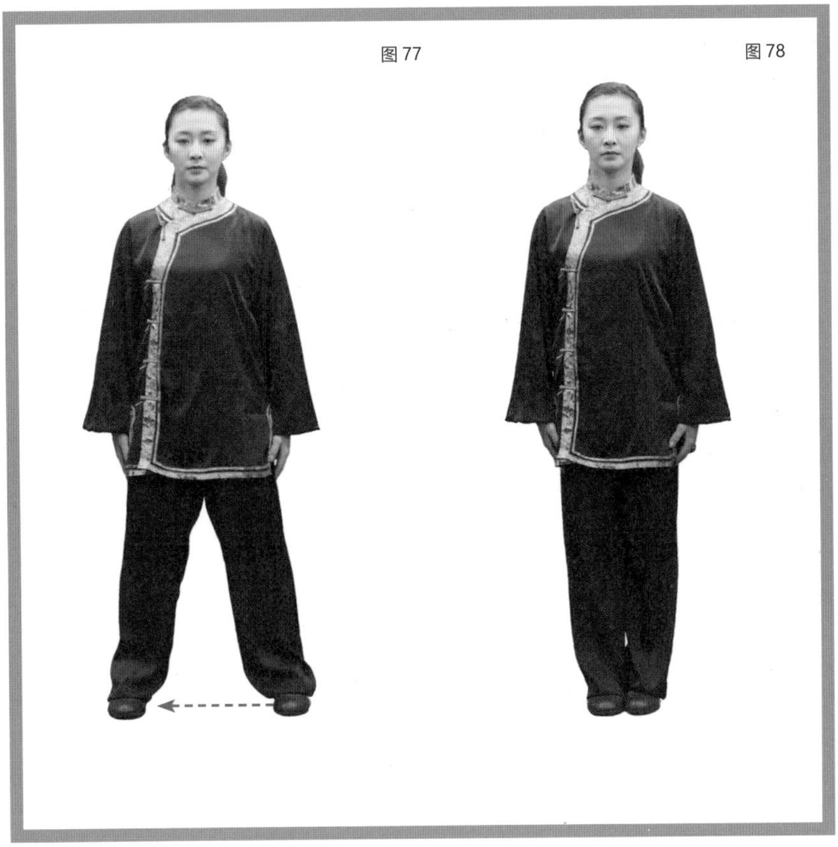

图77　图78

要求

形松意静，收气静养。

易错点

（1）双手交叠时虎口未交叉，左右手上下位置不正确。

（2）动作结束后立刻活动。

纠正

（1）虎口交叉相叠。男性右手在上，女性左手在上。

（2）最后一个动作做完，收气静养，调整呼吸后再缓慢活动身体。

功效

通过收气静养和揉按脐腹，由练气转为养气，可以达到引气归元的作用，进而使练功者从练功状态恢复到正常状态。

参考资料

[1] 国家体育总局健身气功管理中心 . 健身气功：六字诀 [M]. 北京：人民体育出版社，2003.

[2] 国家体育总局健身气功管理中心 . 健身气功知识荟萃：二 [M]. 北京：人民体育出版社，2014.

[3] 孟峰年 . 中国传统体育养生概论 [M]. 北京：民族出版社，2014.

[4] 田广林 . 中国传统文化概论 [M]. 第二版 . 北京：高等教育出版社，2011.

[5] 王凤阳 . 中国传统养生概论 [M]. 北京：高等教育出版社，2010.

[6] 邱丕相 . 中国传统体育养生学 [M]. 北京：人民教育出版社，2007.

[[7] 智觊 . 童蒙止观校释 [M]. 李安，校释 . 北京：中华书局，1998.

[8] 胡愔 . 黄庭内景五脏六腑补泻图 [M]. 金芷君，校注 . 北京：中国中医药出版社，2016.

[9] 周履靖 . 赤凤髓 [M]. 上海：上海古籍出版社，1989.

[10] 高濂 , 赵立勋 , 等 , 遵生八笺校注 [M]. 赵立勋等，校注 . 北京：人民卫生出版社，1994.

[11] 葛洪 . 抱朴子 [M]. 上海：上海书店，1986.

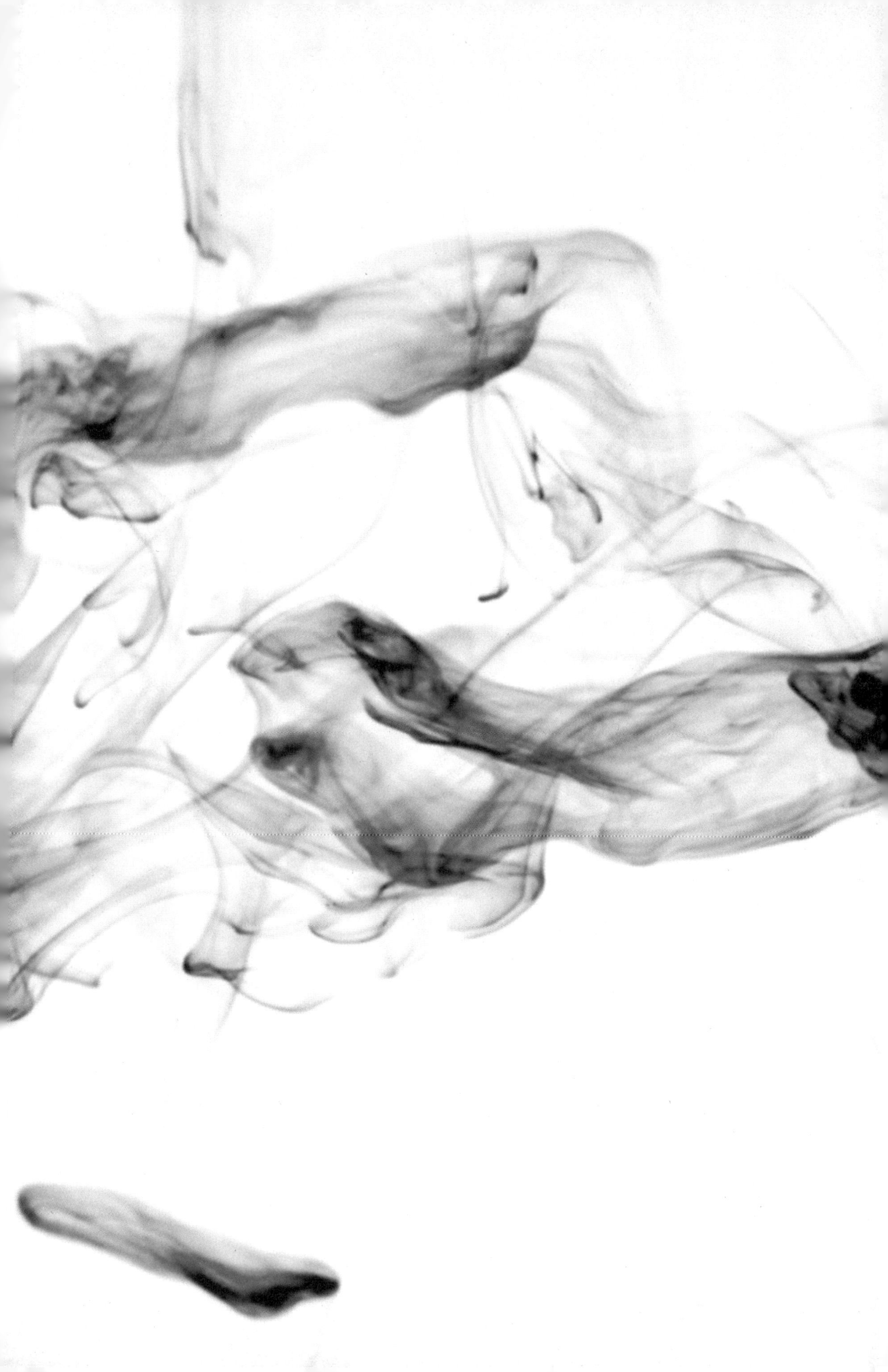

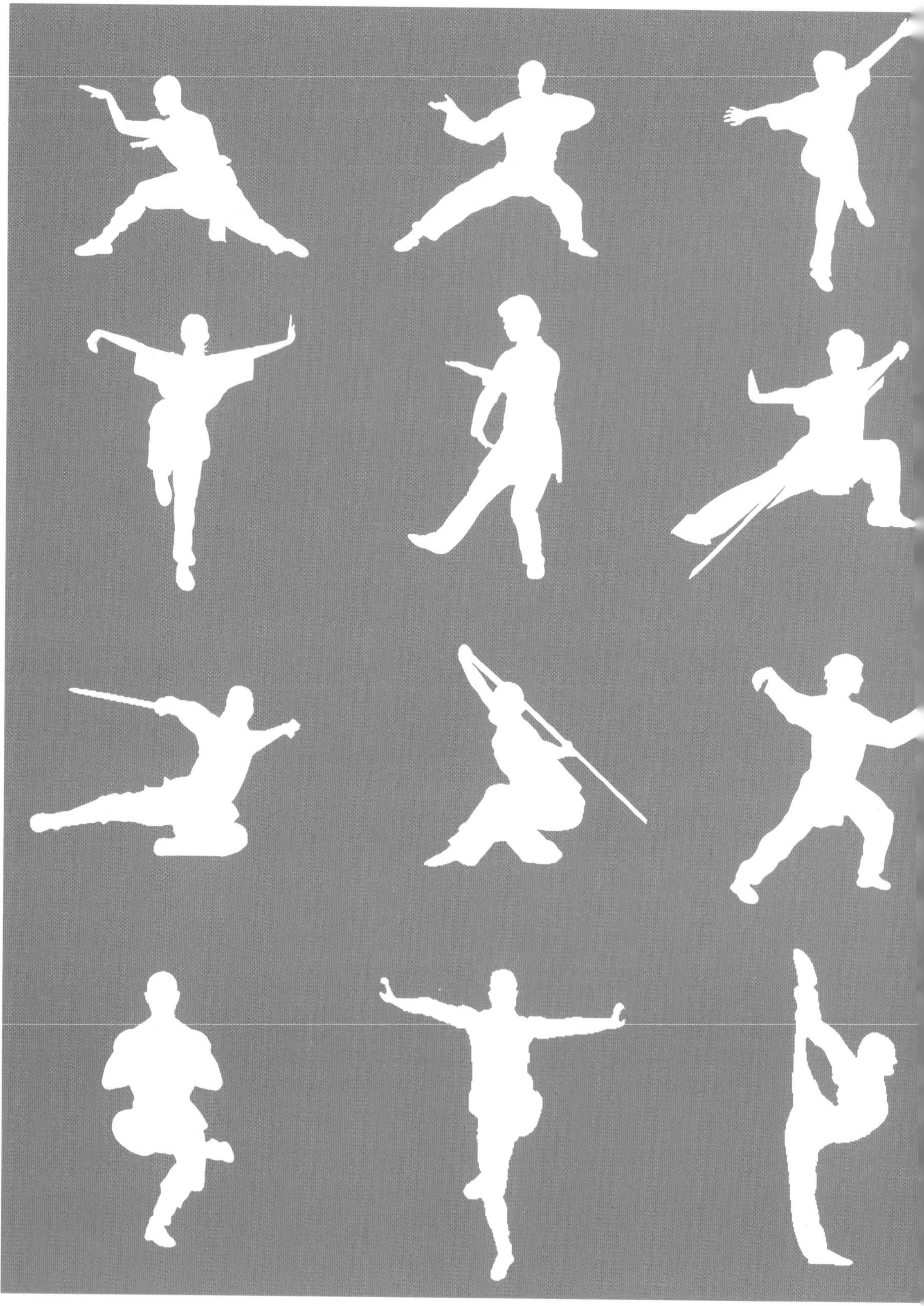

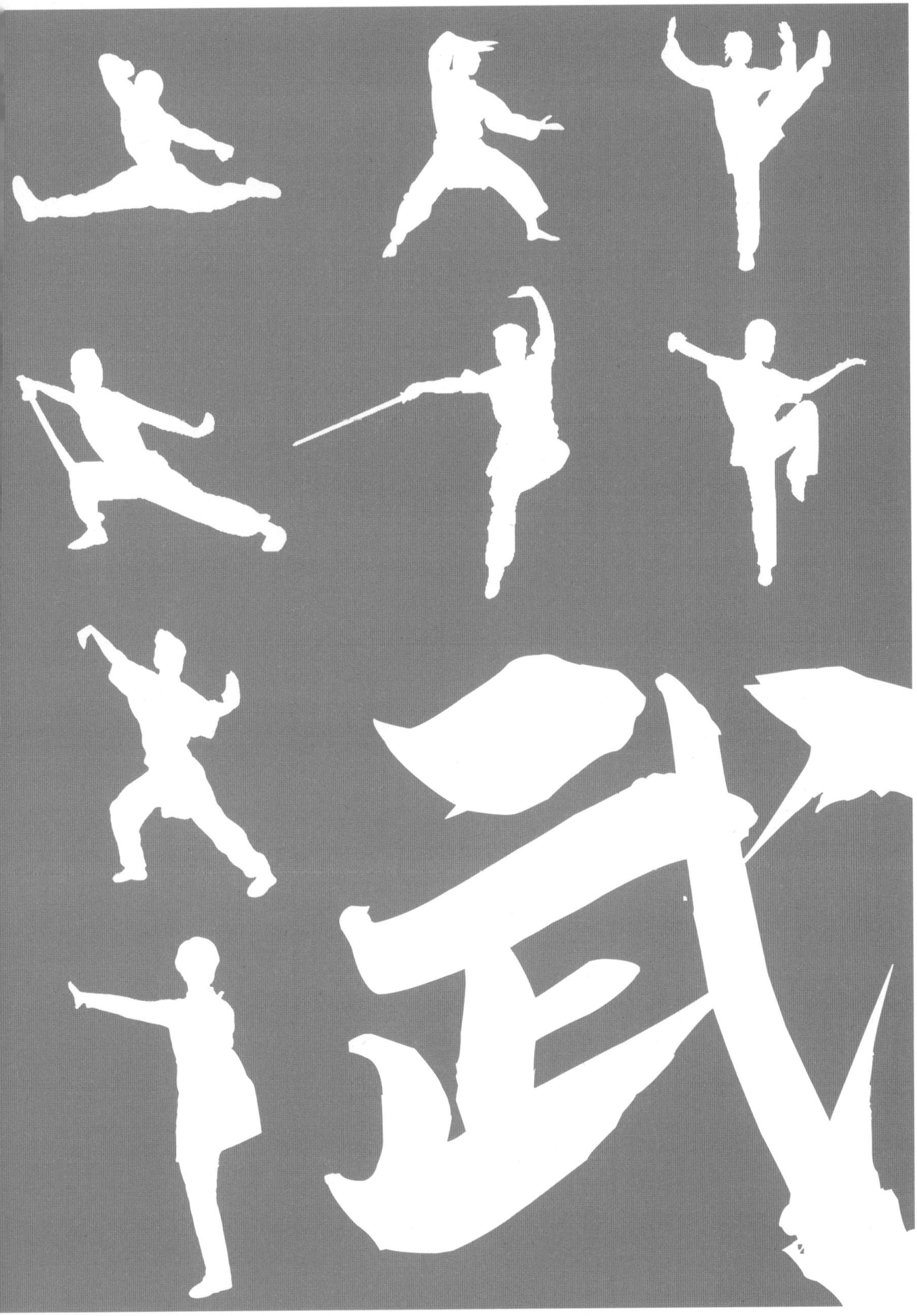
武